L'enfant né prématurément

Mieux le comprendre pour mieux le soutenir

5-7, rue de l'École-Polytechnique, 75005 Paris

http://www.editions-harmattan.fr

ISBN : 978-2-343-22206-6
EAN : 9782343222066

Jacques Sizun
Nathalie Ratynski

L'enfant né prématurément

Mieux le comprendre pour mieux le soutenir

Nouvelle édition revue et augmentée

L'Harmattan

Ouvrages du même auteur :

- N. Ratynski, *Je vous parle, regardez-moi !* Editions Sparadrap 2002.
- J. Sizun, JV Browne (Eds). *Research on early developmental care for pre-term neonates.* John Libbey Eurotext 2006.
- J. Sizun, B. Guillois, C. Casper, G Thiriez, P. Kuhn (Eds) *Soins de développement en période néonatale : de la recherche à la pratique.* Springer 2014.

Ce livre est dédié à Marie et à Thibault.

Merci à Heidelise Als pour sa contribution majeure à la genèse et la validation du concept de soins de développement individualisés centrés sur la famille.

Merci au CHU de Brest et à l'Université de Bretagne Occidentale qui ont soutenu dès le début l'implantation du NIDCAP et la création d'un centre de formation francophone.

Merci au CHU de Toulouse et à l'Université Paul Sabatier pour leur accueil et leur confiance.

Merci à tous les parents et à leur bébé qui ont enrichi notre réflexion et notre pratique.

Merci à Pablo, à ses parents et au Dr Berne-Audéoud pour la photo de couverture, extraite du livre Histoires d'avant, Editions Lieux-Dits

Merci à tous les professionnels de la petite enfance pour leur contribution directe ou indirecte à ce projet.

Et merci à notre comité de relecture pour vos encouragements : Michele D, Corinne S

Maria, mère d'Aura née au terme de 27 semaines:

« Ma fille est née à 27 semaines et un jour des suites d'une toxémie gravidique sévère. Je n'ai pu la voir que 48h après sa naissance. Lui ayant donné naissance par césarienne sous anesthésie générale, je n'ai pas « assisté » à mon accouchement. Je ressentais un sentiment d'irréalité, j'avais encore du ventre et je ne parvenais pas à faire le lien entre ce bébé et ma grossesse interrompue. La voir au milieu de cette grande boîte en plastique a été un choc. J'avais vu des photos, je savais qu'elle était petite mais je n'étais pas préparée à la voir ainsi. Je n'osais pas la toucher. Le rôle de l'équipe soignante a été primordial pour m'aider à la « reconnaître ». Les observations NIDCAP, la participation aux soins, les séances de peau à peau, autant de moments qui m'ont permis de prendre ma place de maman, au côté des soignants : moi pour rassurer, eux pour soigner. Nous étions complémentaires. Ils nous ont accompagnés, mon mari et moi, dans la parentalité en nous faisant remarquer qu'elle réagissait positivement aux interactions que nous avions avec elle, par exemple en réduisant ses besoins en oxygène lorsqu'elle était en peau à peau contre nous ou lorsque nous la soutenions avec nos mains pendant les soins. Le premier peau à peau a été un révélateur incroyable pour moi, la sentir bouger, sentir sa chaleur, sa vitalité… ce que j'ai ressenti est indescriptible. Je crois que je suis véritablement devenue maman à ce moment-là. Nous avons par la suite multiplié les occasions de la tenir contre nous, cela nous faisait du bien à tous les trois. Avec le recul, je crois que cela m'a permis de terminer symboliquement ma grossesse. Nous avons créé un lien fort avec notre fille en apprenant à être attentif à ses besoins et à leur expression. Nous avons appris, avec les soignants, à devenir parents. »

Introduction

Chaque année en France, 60 000 enfants naissent avant le terme normal d'une grossesse, c'est-à-dire avant 37 semaines de gestation. Ceux nés avant 33 semaines, appelés « grands prématurés », 10 000 chaque année, et ceux nés avant 28 semaines (« extrêmes prématurés ») sont hospitalisés plusieurs semaines en unité de réanimation néonatale.

Les progrès importants de la prise en charge de ces nouveau-nés les plus immatures ont permis de réduire de façon sensible la mortalité. Si 70% de ces enfants mouraient dans les années 80, actuellement trois enfants sur quatre peuvent survivre. Ces avancées sont dues à une meilleure organisation des soins autour de la naissance, aux effets bénéfiques de l'administration de corticoïdes aux mères à risque d'accouchement prématuré et aux traitements des enfants les plus immatures par le surfactant exogène, premier médicament jamais conçu spécifiquement pour le nouveau-né.

Malgré ces progrès très sensibles, de nombreux problèmes persistent qui font de ces enfants prématurés des sujets « à risque ». Ainsi ces enfants présentent des scores de développement plus faibles que les groupes d'enfants nés à terme. L'incidence des troubles visuels et auditifs, des difficultés d'apprentissage et des troubles comportementaux est plus forte chez ces enfants nés avant terme. L'ensemble de ces troubles du développement sont à l'origine de difficultés observées à l'école ; ainsi ces enfants nécessitent plus souvent que d'autres le recours à un soutien scolaire.

Ces troubles du développement peuvent être liés à des lésions cérébrales, caractéristiques de cette période néonatale. Cependant, les difficultés scolaires sont également observées chez les enfants nés avant terme n'ayant pas présenté de telles anomalies lors des échographies réalisées en période néonatale.

D'autres mécanismes pourraient être en cause. Le rôle de l'environnement, de l'alimentation ou des soins est ainsi évoqué. L'hospitalisation prolongée de ces grands prématurés est marquée par de nombreuses situations stressantes. Stress pour l'enfant vivant dans un univers très technologique, souvent très lumineux et bruyant, avec de nombreuses procédures invasives, nécessaires mais douloureuses. Stress pour ses parents, généralement touchés par un sentiment de culpabilité, de dépossession de leur rôle de parents. Ces épisodes stressants surviennent dans une période de forte vulnérabilité : vulnérabilité du cerveau de l'enfant et vulnérabilité du couple mère-enfant dont la relation initiale s'avère fragile. Cette séparation ne semble pas dénuée de conséquences qui pourraient persister au delà de l'hospitalisation.

En complément de l'approche médicale et technique de la prématurité, indispensable pour apporter à ces enfants les bénéfices des progrès scientifiques, se dessine une nouvelle façon de concevoir les soins, dans une approche à la fois plus individuelle et plus globale : *les soins de développement*. Le *NIDCAP* développé aux USA par une élève de TB Brazelton, Mme Heidelise Als, permet d'introduire et généraliser ce type de soins dans une perspective de développement : développement de l'enfant, développement de sa famille.

Les progrès de la médecine néonatale et ses limites

En 1963, le fils de l'homme le plus puissant du monde, John F. Kennedy, président des Etats-Unis d'Amérique, naissait au terme de 35 semaines et décédait 2 jours plus tard d'une détresse respiratoire dans l'un des meilleurs hôpitaux de Boston[1]. Cette détresse respiratoire spécifique de l'enfant prématuré, appelée maladie des membranes hyalines, est liée à un défaut de production de surfactant, substance tapissant la paroi des alvéoles pulmonaires et facilitant l'expansion des alvéoles à l'inspiration.

Cinquante ans plus tard, la mortalité des enfants nés avant terme a chuté de façon extraordinaire. L'étude épidémiologique Epipage réalisée en France en 2011 a ainsi montré que le taux de survie était de 96.8 % pour un âge gestationnel de 32 à 34 semaines, de 93.6 % entre 27 et 31 semaines et de 75.3 % à 26 semaines[2].

De nombreux facteurs expliquent ces succès[3]. La prise en charge des enfants prématurés s'est organisée à l'échelle *régionale*. Les maternités sont ainsi classées en 3 niveaux selon leur rôle dans cette prise en charge : niveau I pour les accouchements à terme à bas risque, niveau II pour les accouchements avant 36 semaines et niveau III pour les naissances avant 32 semaines. Ces maternités, organisées au sein de réseaux de périnatalité, offrent aux parturientes tout l'éventail nécessaire des lieux de naissance en fonction de l'évolution de leur grossesse. Le transfert *in utero*, c'est-à-dire du fœtus dans le ventre de la mère, permet de rapprocher en toute sécurité les patientes du lieu de naissance le plus approprié. Un traitement simple, deux doses de corticoïdes injectées à la future mère, diminue très sensiblement le risque d'apparition ultérieure d'une détresse respiratoire chez l'enfant prématuré. Plus récemment, l'administration à la mère avant l'accouchement de sulfate de magnésium réduit le risque d'infirmité motrice chez le nouveau-né prématuré. A la naissance, un traitement à base de surfactant, instillé dans la trachée, prévient ou accélère la guérison de la maladie des membranes hyalines. Ces traitements, corticoïdes chez la mère et surfactant chez l'enfant, sont particulièrement efficaces et autorisent l'extubation précoce dès les premières heures de vie, même en cas de prématurité extrême. La miniaturisation du matériel, par exemple les cathéters pour perfusion prolongée, a par ailleurs permis d'améliorer les soins en particulier la nutrition.

Les progrès sont donc à mettre sur le compte d'une rationalisation de l'offre de soin, de progrès pharmacologiques et techniques et de spécialisation des équipes. La médecine néonatale est désormais une spécialité à part entière de la pédiatrie, très riche en innovation permanente et bénéficiant d'un dynamisme de recherche important.

La recherche clinique est en effet indispensable afin de poursuivre l'amélioration de la prise en charge des enfants nés avant terme. Deux organes restent particulièrement fragiles : les poumons et le cerveau.

La dysplasie bronchopulmonaire est la complication chronique de l'appareil respiratoire. Elle se caractérise par une inflammation de l'arbre bronchique. Dans sa forme grave, elle peut justifier un traitement prolongé par oxygène. Heureusement l'incidence des formes sévères de dysplasie a diminué, très probablement en raison des traitements associant corticoïde anténatal – surfactant – extubation précoce. Néanmoins les enfants nés avant terme présentent une fragilité respiratoire, en particulier pendant les deux premières années de vie, qui se manifeste par des bronchites plus sévères souvent associée à un spasme des bronches : le tableau se rapproche d'un asthme du nourrisson. Cette fragilité respiratoire rend nécessaire la lutte contre tout agent irritant pour les poumons : le tabagisme passif en premier lieu mais aussi le mode de garde en privilégiant le domicile ou l'assistante maternelle plutôt que la crèche collective, source importante de virus respiratoires en période hivernale. La vaccination contre les maladies infectieuses respiratoires (rougeole, coqueluche, grippe…) et la prévention de la bronchiolite sont indispensables pour ces enfants et leur entourage.

Les conséquences possibles à long terme d'une naissance prématurée sur le développement du cerveau sont également à considérer même si une majorité des enfants nés avant terme ont un développement jugé normal. Le cerveau du nouveau-né à terme ou prématuré est particulièrement vulnérable car en pleine phase de croissance et de maturation. Nous ne disposons que d'« un cerveau pour la vie »[4]. Tout accident touchant le système nerveux central peut entrainer des conséquences sur le développement ultérieur de l'enfant, développement qui ne s'achèvera réellement qu'après la puberté. Deux types de lésions cérébrales ont été observées chez l'enfant prématuré, grâce à l'échographie trans-fontanellaire ou à l'IRM : l'hémorragie intra-ventriculaire dont plusieurs niveaux de gravité ont été décrits et la leucomalacie périventriculaire, caractérisée par une nécrose de la substance blanche. Toutes les lésions ne sont cependant pas visibles et certains enfants vont présenter des anomalies de développement malgré une imagerie normale en période néonatale.

Tout au long de la petite enfance, plusieurs anomalies peuvent être observées, touchant au développement dans toutes ses composantes[5]. Si la majorité des enfants nés avant terme va présenter un développement normal, certains d'entre eux seront atteints de difficultés plus ou moins sévères dans l'acquisition de la marche, de l'équilibre et la coordination, du langage oral ou écrit. Les anomalies visuelles sont plus fréquentes que chez l'enfant né à terme (par exemple le strabisme, la myopie…) et vont nécessiter le port de verres correcteurs et des séances de rééducation orthoptique. Des difficultés psychologiques ou relationnelles sont également observées. Ces différents troubles, moteurs, sensoriels, relationnels et comportementaux peuvent se cumuler et être à l'origine de difficultés plus ou moins importantes lors des apprentissages scolaires. Ceci justifie de poursuivre le suivi des enfants nés avant terme au moins jusqu'au cours préparatoire.

L'étude française Epipage a ainsi montré qu'à l'âge de 5 ans, une prise en charge spécialisée (kinésithérapie, orthophonie, psychomotricité, centre spécialisé…) était nécessaire chez 42 % des enfants nés avant 28 semaines et chez 31% des enfants nés entre 28 et 32 semaines contre 16% chez ceux nés à terme[6].

La même étude Epipage s'est intéressé à l'impact d'une naissance prématurée sur la santé de la mère. Quelques mois après la naissance, certaines mères se plaignent de fatigue anormale, d'anxiété voire de syndrome dépressif. Ces symptômes sont plus importants si la mère se sent isolée ou si elle a été confrontée à la mort d'un enfant en période néonatale[7]. Ceci s'apparente au « stress post-traumatique » qui peut expliquer la résurgence des symptômes d'angoisse chez la mère, plusieurs mois après, à l'occasion d'un épisode parfois insignifiant lui rappelant les évènements survenus lors de la naissance. L'impact potentiel d'une naissance prématurée sur la mère, le père et le couple, parfois à long terme, mérite une plus grande attention.

L'importance et la complexité du développement de l'enfant et de son évaluation rend nécessaire la collaboration de plusieurs spécialistes : pédiatres, neuropédiatres, médecins rééducateurs, psychologues, neuropsychologues, psychomotriciens, éducateurs... Certaines structures spécialisées comme les Centres d'Action Médico-Sociale Précoce (CAMSP), la Protection Maternelle et Infantile (PMI) ou encore les réseaux de suivi des enfants vulnérables (« réseaux d'aval ») bénéficient de la collaboration de ces professionnels et peuvent ainsi jouer un rôle central dans le suivi des enfants nés prématurément, le dépistage d'anomalies éventuelles et leur prise en charge précoce. Les enseignants et les médecins scolaires sont également très précieux pour le repérage des troubles d'apprentissage.

Un des enjeux actuels de la médecine néonatale est d'améliorer le développement ultérieur des enfants nés avant terme. La recherche clinique prend ici toute son importance, seule capable de démontrer l'impact positif de telle ou telle approche sur le pronostic ultérieur de l'enfant. La nécessité d'obtenir des données plusieurs années après la naissance (jusqu'au cours préparatoire !) explique le coût et la complexité de telles études.

L'influence récente d'autres disciplines scientifiques

La médecine néonatale a donc bénéficié de tout un ensemble d'innovations techniques et organisationnelles qui sont à l'origine des progrès importants. Cette approche purement médicale a montré toute son efficacité pour assurer la survie des enfants nés prématurément.

Cependant il semble qu'une limite ait été atteinte, ne permettant pas d'améliorer leur développement ultérieur. Le débat scientifique s'est heureusement enrichi de l'influence d'autres disciplines scientifiques, en particulier les neurosciences, la psychologie du développement et l'éthologie. Outre l'objectif d'améliorer le bien-être de l'enfant, la recherche de stratégies innovantes a été motivée par la crainte que les conditions d'hospitalisation ne puissent interférer avec deux processus physiologiques importants en période néonatale : la synaptogénèse et l'attachement.

- **L'apport des neurosciences** : Le développement du cerveau se déroule durant la vie fœtale et la petite enfance selon plusieurs étapes. Les cellules nerveuses ou neurones prolifèrent à partir de la zone germinative puis migrent vers la zone périphérique du cerveau ou cortex, guidées par un réseau de cellules gliales. A ce stade, les neurones créent des connexions ou synapses entre elles : c'est la synaptogénèse. Chaque cellule comporte entre 1000 et 10 000 synapses. Plus d'un million de synapses seraient ainsi créées chaque seconde. Hugo Lagercrantz, néonatalogiste suédois de renom, compare le cerveau fœtal au vieux Paris avec un nombre exubérants de ruelles (les axones) et de portes (les synapses)[8]. L'étape suivante ou « mort programmée » (le baron Haussmann du cerveau) va permettre une organisation du cerveau proche de son état à l'âge adulte. Cette étape du développement cérébral, caractérisée par des phases successives de production de synapses suivies de phases de stabilisation et d'élimination, débute en milieu de gestation et se poursuit après la naissance. La synaptogénèse subit la double influence de facteurs génétiques et de facteurs environnementaux. Si les facteurs génétiques sont prédominants en début de grossesse, l'environnement semble jouer un rôle majeur pendant la fin de grossesse et la petite enfance. Des conditions environnementales défavorables, par exemple un excès de bruit ou de lumière en unité de réanimation néonatale ou une privation de contacts humains, pourraient modifier la synaptogénèse et participer aux troubles ultérieurs du développement observés chez les enfants nés avant terme[9].

- **La psychologie développementale** explore les changements dans le fonctionnement psychologique (fonctions cognitives, affectives et sociales) de l'individu tout au long de sa vie. Une des étapes clés a été décrite par John Bowlby, psychiatre britannique, sous le terme d'attachement[10]. L'attachement est un processus débutant dès la naissance : le nouveau-né cherche à obtenir un contact avec sa mère à travers de nombreux comportements interactifs, lui permettant de sécuriser son développement affectif, émotionnel et social. De son côté la mère va exprimer dans les heures suivant la naissance des sentiments chaleureux envers son nouveau-né. C'est le phénomène de « bonding », à l'origine de la volonté de prendre soin de son enfant (ou « caregiving »). Ces phénomènes sont sous-tendus par des mécanismes complexes où les hormones, les odeurs, le contact physique vont jouer un rôle important. Ces phénomènes permettent à l'enfant d'organiser une « base de sécurité » à partir de laquelle il pourra développer son autonomie progressive dès 2 ou 3 ans. Deux éléments sont nécessaires à ce processus d'attachement : d'abord la **proximité physique** entre la mère et son enfant est indispensable. On comprend ainsi le risque potentiel d'une séparation précoce en particulier en cas d'hospitalisation du nouveau-né[11]. Ensuite la capacité du parent à reconnaitre et **comprendre les signaux** émis par le bébé, ce qu'il veut dire par ses comportements, afin de lui répondre de façon adaptée.

La sensorialité joue un rôle important dans ce processus d'attachement. Tous les systèmes sensoriels sont réceptifs dès la vie fœtale même s'ils n'ont pas atteint toute leur maturité. Le fœtus est prêt à vivre des expériences sensorielles : ces stimulations sont attendues dans un ordre invariable tout au long de la gestation, quelque soient les espèces : tout d'abord les stimulations tactiles (à travers la peau par exemple) puis les stimulations chimiques (goût, odorat) et enfin les stimulations auditives et visuelles. Une modification de l'ordre d'apparition des stimulations lors de la vie fœtale pourrait modifier les étapes de synaptogénèse et altérer les phases ultérieures du développement.
Ces travaux soulignant l'importance de ces stimulations sensorielles adaptées chez le fœtus ont reçu un succès franc dans le grand public avec paradoxalement un déni de leur importance chez l'enfant prématuré hospitalisé[12]. On a pu ainsi longtemps exposer des nouveau-nés prématurés à des niveaux élevés de bruit et de lumière sans s'interroger sur l'impact sur le développement. Ce qui a fait dire à certains auteurs : « Les pratiques chez l'enfant prématuré ont-elles bénéficié des recherches sur le fœtus ? »[13].

- **L'éthologie** est la science du comportement animal et humain dans son environnement naturel. L'éthologie vise à décrire les comportements d'une espèce, à les classer par famille (des « patterns ») et à les corréler à différentes étapes de développement sous l'influence de stimuli internes ou externes. Des études sur l'animal ont permis ainsi de comprendre certains phénomènes intervenant en période néonatale : par exemple le développement de la sensorialité en fonction des conditions vécues par le fœtus[14] ou le développement social en cas de séparation de l'animal avec sa mère[15]. Les travaux de Heidelise Als, à l'origine du développement du NIDCAP, basés sur l'observation du comportement de centaines de nouveau-nés, ont suivi une démarche scientifique issue de l'éthologie[16].

Loin de s'ignorer ou de s'opposer, ces disciplines ont donné lieu à des travaux scientifiques mêlant observation comportementale, évaluation psychologique et outils modernes d'imagerie fonctionnelle du cerveau. Ces disciplines permettent d'enrichir la réflexion sur les soins à apporter aux enfants, en particulier pendant les périodes les plus vulnérables de leur développement. Les 1000 premiers jours représentent en effet une des périodes les plus importantes de la vie d'un être humain.

Le concept des 1000 premiers jours

Les 1000ers jours de la vie d'un enfant correspondent aux 270 jours de la grossesse, aux 365 jours de la première année et aux 365 jours de la deuxième année. C'est une phase cruciale du développement somatique, intellectuel et psychologique pendant laquelle l'individu va se construire un Capital Santé. Plusieurs éléments risquent de mettre en péril l'acquisition de ce capital en particulier une alimentation insuffisante ou inadaptée, un défaut de stimulation, une exposition importante à la violence et à la pollution (www.unicef.fr/dossier/petite-enfance). Certaines maladies chroniques de l'adulte comme l'obésité ou les maladies cardio-vasculaires tirent leurs racines de cette période de grande vulnérabilité. On parle de « l'origine développementale de la santé et des maladies » (en anglais DOHaD). Un groupe de professionnels et d'associations de la périnatalité, conscients de l'importance de cette période des 1000ers jours, ont lancé le 21 septembre 2019 l'Appel de Marseille visant à soutenir les parents et leurs enfants quelle que soit leur vulnérabilité (www.cngof.fr/actualites/669-a-cause-des-bebes-appel-de-marseille). « Dans ce contexte, tous les parents doivent être respectés dans leurs compétences, leurs besoins et leurs attentes ».

Ce concept explique pourquoi, dans le cadre particulier de la prématurité, il est très important de se préoccuper de la nutrition, des stimulations en particulier celles apportées par les parents et de l'environnement physique du bébé en néonatalogie et lors de son arrivée à domicile.

Comprendre l'enfant né avant terme

Le séjour du bébé prématuré à l'hôpital n'est pas un long fleuve tranquille mais plutôt la succession de plusieurs périodes, avec des hauts et des bas, des progrès très attendus et parfois des retours en arrière.

Les parents d'un enfant né avant terme et hospitalisé dès sa naissance doivent rapidement se familiariser avec une organisation et un jargon très particuliers et parfois déroutants. Cette adaptation peut être difficile quand les circonstances de la naissance ont été brutales, par exemple une césarienne sous anesthésie générale en urgence, ou quand la maman présente un état de santé précaire. Souvent la maman se sent coupable à tort de cette naissance avant terme[17] et ce sentiment envahissant est douloureux à porter au milieu de ces professionnels de santé très sûrs d'eux et expérimentés. Un rôle important de l'équipe soignante est de soutenir les parents dans cette période sensible afin qu'ils puissent trouver la place qui leur convienne.

Une présence non limitée dans le service, la participation aux soins, des entretiens réguliers avec les soignants, tous ces éléments vont permettre aux parents de mieux comprendre l'état de santé de leur bébé et l'organisation du service, mais surtout, car c'est le plus important, ce qu'exprime leur enfant.

Mieux comprendre son état de santé

Avant la naissance

Si la situation le permet, si l'état de la maman est suffisamment stable, un entretien entre les parents et un néonatalogiste est souhaitable. Cet entretien, qui peut être répété dans le temps, permet au médecin de décrire la situation, les scénarios possibles, les risques potentiels et les moyens techniques pouvant être utilisés. Le médecin explique également le rôle essentiel que les parents vont jouer à travers leur présence auprès de leur enfant, l'importance du lait maternel et du peau à peau. Dans certains cas, quand l'âge gestationnel est très faible, cet entretien prénatal permet de cheminer ensemble, parents et médecins, dans la construction d'une décision partagée concernant la poursuite ou non de la grossesse, les décisions à prendre en cas de naissance très prématurée. La réalisation de cet entretien justifie que la maman et son bébé à naitre soient transférés avant la naissance (transfert *in utero*) vers la maternité disposant d'un service de néonatalogie ou de réanimation néonatale.

Les premières minutes en salle de naissance sont déterminantes. Comme tout nouveau-né, l'enfant prématuré doit passer d'une vie aquatique, nourri et oxygéné par le cordon ombilical à une vie aérienne avec la nécessité de mettre en place rapidement une respiration et une circulation sanguine efficaces. Les corticoïdes administrés à la mère avant la naissance sont une aide essentielle pour cela. Le pédiatre peut utiliser plusieurs techniques pour aider le bébé à bien respirer : une pression positive d'air ou d'oxygène (que l'on appelle CPAP), une ventilation à travers un masque ou bien à travers un tube placé dans la trachée (c'est l'intubation). Le surfactant instillé à travers une sonde permet aux alvéoles de se déplisser. Parfois il est nécessaire de réaliser un massage cardiaque ou d'injecter un médicament (adrénaline) si la fréquence cardiaque reste trop faible. Tous ces gestes doivent être réalisés rapidement, par une équipe entrainée et en évitant tout risque d'infection grâce à une hygiène rigoureuse. Les bébés les plus immatures sont placés dans un sac en polyéthylène afin d'éviter qu'ils ne se refroidissent.

Après cette première étape, le bébé est transféré dans le service de néonatalogie ou de réanimation néonatale.

Durant les premiers jours en néonatalogie, le nouveau-né continue son adaptation à la vie extra-utérine. Si l'enfant a nécessité une intubation, l'équipe soignante va très rapidement envisager l'extubation et poursuivre le soutien de la respiration par une ventilation non invasive : une CPAP ou plus simple, des lunettes apportant un haut débit d'air. Cela va être guidé par la façon dont l'enfant respire, par le niveau d'oxygène dans le sang appelé saturation mesurée par un capteur sur la main ou sur un pied (« la sat ») et par une mesure des gaz du sang. L'extubation est une étape majeure, un des premiers tuyaux à être ôté !

L'autre préoccupation des soignants concerne la nutrition : il est important que l'enfant reçoive rapidement tous les nutriments dont il a besoin : des protides, des glucides et des lipides ainsi que des vitamines et des minéraux. Selon les cas, cette alimentation est fournie par perfusion (nutrition parentérale sur cathéter) ou par du lait administré par une sonde gastrique. Le taux de sucre dans le sang est vérifié (« dextro »), de même que le calcium et d'autres marqueurs. Un petit volume de colostrum, le premier lait, peut être proposé directement dans la bouche ce qui apporte des immunoglobulines nécessaires pour prévenir les infections d'où la nécessité que la maman soit informée, guidée et soutenue pour exprimer ces quelques gouttes de lait dès la naissance.

L'impact de la naissance prématurée sur le cerveau fragile est analysé dès les premiers jours grâce à l'échographie transfontanellaire (« l'ETF »), qui permet sans déplacer l'enfant de vérifier s'il existe une hémorragie. Certaines de ces hémorragies cérébrales sont discrètes et sont de bon pronostic : les hémorragies sous-épendymaires et intra-ventriculaires. Plus rarement des hémorragies plus sévères nécessitent une surveillance accrue et parfois une imagerie par résonnance magnétique nucléaire (« IRM »).

Tous les autres organes peuvent présenter une certaine immaturité et donc nécessiter une prise en charge particulière : la respiration peut ralentir ou s'interrompre transitoirement (« apnées ») ce qui justifie la surveillance par un moniteur et un traitement par caféine ; le foie arrive difficilement à éliminer la bilirubine, d'où un ictère, surveillé par un bilirubinomètre transcutané (ou « flash ») et traité par une lampe bleue (« la photothérapie ») ; le cœur avec la persistance d'un petit vaisseau, le canal artériel, entre aorte et artère pulmonaire, diagnostiqué par l'échocardiographie et parfois fermé par anti-inflammatoire ou par chirurgie ; l'intestin qui peut mal supporter l'alimentation ce qui entraine un ballonnement ou plus sévèrement une entérocolite.

Tous ces éléments transmis aux parents représentent un ensemble très important d'informations, parfois inquiétantes, qu'ils peuvent avoir du mal à comprendre ou à mémoriser. Des entretiens réguliers, avec le même médecin chaque fois que cela est possible, seront très utiles dans les semaines à venir.

Les semaines suivantes : elles sont souvent moins intenses que la première semaine avec des progrès qui semblent plus lents pour les parents. Le volume de lait administré par la sonde est augmenté progressivement si le bébé le tolère. Cela va permettre d'enlever la perfusion (un 2ème tuyau en moins !). La croissance est surveillée par le poids : une prise de 20g par jour et par kilo est un objectif que l'on atteint en enrichissant le lait de mère par des protéines et des lipides. Parfois une pause est nécessaire, l'alimentation n'étant pas bien supportée par l'intestin fragile : le bébé régurgite beaucoup ou son ventre se ballonne. Parfois le bébé fait des ralentissements importants de sa fréquence cardiaque (bradycardie) ou des chutes de son taux d'oxygène (désaturation). Ces malaises, plus ou moins importants, sont très souvent spectaculaires et sources de stress pour les familles.

Tout au long de ces semaines, le maintien d'une bonne température est essentiel, ce qui va permettre à l'enfant d'économiser de l'énergie, utilisée pour grossir. Le peau à peau est pour cela une technique très efficace, dont les preuves scientifiques sont multiples. Cela permet en outre de favoriser le contact humain et d'offrir un environnement sensoriel très adapté : la voix, la chaleur, l'odeur du parent. L'incubateur est une alternative au peau à peau ; différents types d'incubateurs sont utilisés en fonction des besoins des enfants : ouvert (table chauffante) ou fermé (l'incubateur traditionnel), ou encore un berceau chauffant : ce dernier modèle qui ressemble à un berceau traditionnel a pour avantage de moins effrayer les parents et de favoriser leur participation aux soins.

Ces semaines sont également mises à profit pour poursuivre la surveillance des différents organes touchés par la prématurité : le cerveau par l'échographie transfontanellaire (ETF), le cœur par l'échographie cardiaque et les yeux par le fond d'œil. Comme pour tous les nouveau-nés, un dépistage de la surdité est proposé systématiquement aux familles des bébés hospitalisés.

Parfois un transfert vers un autre service ou un autre hôpital :

Quand le bébé maitrise mieux sa respiration et que son alimentation est bien établie, il est transféré vers une unité de soins intensifs ou vers une unité de soins courants.

C'est un passage obligé, vécu par les soignants comme un succès lié à l'amélioration de son état de santé. Paradoxalement, cette transition est parfois difficile à vivre pour les parents. Ceci est compréhensible car ils se sont adaptés progressivement à une équipe, à un fonctionnement et à des règles. Ils ont tissé des relations humaines avec certains soignants et ils ont peur de partir vers un monde inconnu. Cette crainte est plus intense quand le transfert se fait vers un autre hôpital, plus proche du domicile mais aussi plus éloigné de l'équipe de réanimation qui a sauvé leur enfant…

Anticiper ce transfert en l'annonçant dès le début de l'hospitalisation, inviter les parents à visiter le nouveau service et rencontrer son équipe, encourager les équipes soignantes à réfléchir sur leurs différences de pratiques, proposer que le transfert se réalise en présence des parents voire en peau à peau, toutes ces stratégies peuvent aider à minimiser le stress lié au transfert.

La sortie du service : cette sortie, tant attendue mais aussi redoutée par les parents, est envisagée quand l'enfant a montré des compétences, une maturité, dans plusieurs domaines : une respiration régulière sans apnée ou bradycardie qui permet de se passer du scope (des fils en moins !), une alimentation au sein ou au biberon avec une prise de poids régulière sans la sonde gastrique (un 3ème tuyau ôté !), une température corporelle stable sans besoin d'incubateur. Pour certains enfants, la vaccination obligatoire à deux mois est réalisée sous scope avant la sortie.

Cette sortie est d'autant mieux réussie qu'elle aura été anticipée grâce à une collaboration étroite avec la famille tout au long de l'hospitalisation, individualisée selon ses besoins propres [18]. Les chambres mères-enfant ou mieux, les chambres familiales, favorisent la prise en charge globale de l'enfant par ses parents et sont souvent utilisées dans la préparation à la sortie. Certains services proposent des permissions permettant un séjour à domicile de quelques heures voire d'une nuit avant la sortie définitive. D'autres comme les CHU de Toulouse et de Caen, précurseurs dans ce domaine, ont organisé une hospitalisation à domicile (HAD) qui permet de poursuivre certains soins comme l'alimentation par sonde à domicile[19].

Il est indispensable avant la sortie de programmer avec les parents le suivi de leur enfant et d'identifier les personnes chargées de ce suivi : pédiatre, médecin généraliste, professionnels de PMI ou de CAMSP…

Mieux comprendre le service et l'équipe qui le prend en charge

Un service de néonatalogie dispose d'une équipe soignante importante et spécialisée. Les médecins sont des pédiatres spécialisés en médecine néonatale. Ils sont familiers de la prise en charge des nouveau-nés, ceux qui naissent à terme en bonne santé et ceux qui nécessitent une hospitalisation. Les pédiatres travaillent en collaboration avec des infirmières spécialisées, souvent des puéricultrices, elles-mêmes aidées d'auxiliaires de puériculture. Des pédiatres en formation, les internes, ainsi que des étudiants en médecine participent à la prise en charge des nouveau-nés lors de leur stage. Des agents de service hospitaliers (ASH) chargés de l'entretien des locaux complètent l'équipe.

D'autres spécialistes interviennent en fonction des besoins : chirurgiens pédiatres, ophtalmologistes, radiologues et échographistes, psychiatres…

L'équipe bénéficie de la collaboration avec un.e psychologue, un.e assistant.e social.e, un.e kinésithérapeute et parfois un.e psychomotricien.ne. Cela permet une prise en charge globale : la souffrance psychologique des parents ou des fratries, les difficultés économiques de la famille, les besoins spécifiques du nouveau-né peuvent ainsi être pris en charge très précocement. Tout cela est essentiel pour vivre au mieux la période d'hospitalisation et préparer la sortie.

Des professionnels exerçant en aval, par exemple dans un Centre d'Action Médico-Sociale Précoce (CAMSP), interviennent parfois dans le service et préparent ainsi la transition avec la prise en charge future.

Certains services, pas encore très nombreux, ont créé un poste de « coordination en soins de développement ». Généralement occupé par un.e infirmier.e spécifiquement formé.e, ce poste joue un rôle essentiel dans l'organisation des observations comportementales, dans le soutien des bébés les plus à risque durant leur séjour hospitalier, dans la coordination avec les services de suivi après l'hospitalisation.

Mieux comprendre ce que ce bébé veut dire

Au sein du service, entourés de tous ces professionnels et de matériel sophistiqué : le nouveau-né prématuré ! Difficile parfois pour la mère et le père, impressionnés par cet environnement inhabituel, de se sentir parents. Et le comportement du bébé peut paraitre déroutant.

Tous les nouveau-nés expriment leurs besoins et leurs envies par leur comportement, et non par la parole. Même né à terme, le bébé est très dépendant de son entourage ; il a besoin des compétences de ses parents pour réguler ses états émotionnels[20]. Quand il pleure, il attire l'attention des adultes et réclame une réponse immédiate : qu'on le nourrisse, qu'on le change ou que simplement qu'on le prenne dans les bras. Si cette réponse lui convient, il va changer d'état émotionnel : il se calme et s'endort.

Les comportements du nouveau-né prématuré sont plus complexes à comprendre, ce qui peut dérouter les parents. Une parole peut le faire sursauter, une caresse peut entrainer une agitation et un face-à-face peut pousser le bébé à détourner le regard. Le parent peut alors interpréter ces réponses de deux façons :

- « *je suis une mauvaise mère, les infirmières sont plus compétentes que moi* » ;
- « *mon bébé ne m'aime pas, il n'aime pas que je le touche, il n'aime pas quand je l'appelle* ».

Il est donc essentiel que les parents apprennent à décoder les réponses de leur bébé, ce qui va leur permettre de s'adapter à lui, de répondre à ses besoins. Le bébé progressivement s'adaptera aussi à ses parents. C'est la construction de la « synchronie », une adaptation réciproque des comportements, l'un répondant à l'autre, de façon très ajustée : « tu t'agites, je t'enveloppe de mes mains et te propose d'agripper mon doigt, tu te calmes peu à peu, je te parle doucement, tu ouvres les yeux, je cherche ton regard, tu fermes les yeux, je n'insiste pas, je te parle plus doucement encore, tu t'endors… »

Cette synchronie ne concerne pas que les comportements mais aussi les états émotionnels et même les rythmes biologiques[21]. Elle joue un rôle important dans l'établissement des relations entre l'enfant et ses parents et sera un appui considérable pour son développement futur. Et ces moments d'interactions physiques et émotionnelles réussies renforcent les parents dans leur rôle de mère et de père, valorisés ainsi comme soutiens irremplaçables de leur enfant.

Les réponses du nouveau-né prématuré évoluent dans le temps, bien sûr avec la maturation, mais aussi en fonction des expériences vécues dans le service de néonatalogie. Les réponses des parents vont donc également évoluer.

Quand il nait très prématurément

Le bébé né prématurément ne peut pas communiquer par le regard encore moins par la parole ! Néanmoins il a un répertoire très riche de communication qui nous permet de comprendre lorsqu'il se sent bien et à l'inverse lorsque cela devient difficile pour lui.

Les premiers signes visibles sont ceux qu'il nous adresse par son système physiologique ; sa respiration, sa fréquence cardiaque, le niveau d'oxygène dans le sang appelé saturation, sa couleur, sa température, sa digestion.

Lorsqu'il se sent bien, sa fréquence cardiaque se stabilise autour de 140-150 par minute, sa saturation en oxygène est bonne, sa peau a une couleur homogène. Sa digestion est facile. Par contre, s'il est gêné par une stimulation qu'il ne peut pas gérer, comme un soin trop long ou trop rapide ou un environnement trop bruyant ou trop lumineux, sa fréquence cardiaque et sa respiration vont s'accélérer ou à l'inverse se ralentir : il risque même de faire des pauses respiratoires (des apnées) ou des ralentissements cardiaques (bradycardie). Sa couleur est plus pâle ou au contraire très foncée. Il peut régurgiter, avoir le hoquet.

Le bébé né prématurément peut aussi s'exprimer avec ses mouvements, sa posture, son tonus. S'il ressent un confort, le bébé est en position fléchie, les mains près du visage voire près de sa bouche, les mains serrées l'une contre l'autre. Il a les pieds joints, les jambes fléchies en appui sur un support. Il tète ses doigts, le sein ou une petite tétine. Il agrippe ce qui se trouve à sa portée et le meilleur soutien est le doigt d'un de ses parents qu'il arrive parfois à serrer très fort. Il a un bon tonus et ses mouvements sont fluides.

Lorsqu'il se trouve en situation de stress, il réagit en étendant en l'air bras et jambes, en écartant les doigts comme les orteils. Il s'agite en se tortillant, en cambrant le dos en arrière. Ou au contraire, son tonus diminue, il repose alors sans force sur le matelas, les bras étendus le long du corps, la bouche ouverte.

Après quelques temps, le bébé communiquera aussi par ses phases d'éveil ou de sommeil.

Le bébé passe une grande partie de son temps à dormir ou à se maintenir dans une sorte de somnolence. La fréquence cardiaque, la fréquence respiratoire, son tonus seront les indicateurs les plus évidents de son bien-être. Au fur et à mesure de son développement et de sa maturation, différents stades de veille et de sommeil vont être plus marqués (voir le chapitre « Insuffisamment pris en charge : le sommeil de l'enfant prématuré »). La compréhension de ces stades permettra alors aux parents et aux soignants de mieux s'adapter à lui pour mieux interagir et communiquer.

Un bébé confortable se réveille progressivement, est capable de se maintenir éveillé et d'interagir avec autrui en particulier ses parents. Puis il devient somnolent et se rendort. La transition entre ces différentes phases est harmonieuse.

En situation de stress ou d'inconfort, le bébé s'agite, pleure ou à l'inverse se réfugie ou reste dans un stade de retrait. La transition entre les stades est chaotique et imprévisible.

Et plus tard, l'interaction visuelle sera possible.

Avec une maturité plus avancée, avec l'aide de ses parents qui soutiennent son tonus et protègent ses phases de sommeil, le nouveau-né prématuré va développer des capacités de communication nouvelles : il devient capable de se maintenir éveillé durant des périodes de plus en plus longues. Ces phases d'éveil sont utilisées par le bébé, comme par chaque être humain, pour deux actions essentielles : se nourrir (voir le chapitre « Insuffisamment soutenu : l'allaitement maternel de l'enfant né avant terme ») et interagir avec les autres. Ces phases d'éveil calme sont rares au début et courtes d'où la nécessité de soutenir la présence prolongée des parents dans le service. Quand cet éveil calme apparait, c'est le moment idéal pour échanger directement avec le bébé par la parole puis par le regard. Le père ou la mère, ayant remarqué une phase d'éveil, parle doucement au bébé tout en le soutenant par un enveloppement des mains. Le bébé, les yeux ouverts, cherche à localiser cette voix qu'il connait et qui le rassure. Ses efforts peuvent entrainer quelques sursauts mais rassuré et soutenu par les mains du parent, se régulant tout seul en agrippant le doigt qui lui est proposé, le bébé tourne les yeux vers le visage qui lui parle. Un échange bref des regards, une reconnaissance mutuelle de la présence de l'autre, et parfois le bébé ferme les yeux, satisfait mais fatigué par cet exploit. Il faut de la patience pour les parents pour accepter que cet exploit ne sera peut-être pas renouvelé de sitôt. Les conditions idéales, un bébé reposé par une longue phase de sommeil non interrompu, un service calme et une lumière tamisée, un parent disponible, ont permis ce moment magique. Ce bébé en est capable ! Il ne dispose cependant pas de suffisamment d'endurance pour le renouveler souvent. Cela viendra avec le temps et l'expérience.

S'adapter aux signaux émis par son enfant pour lui apporter les stimulations qu'il recherche est un rôle irremplaçable des parents, les seules personnes constantes durant toute l'hospitalisation. Les anglo-saxons utilisent l'expression « *sensitive parenting* », sans équivalent simple en français, qui souligne l'importance de comprendre les comportements de son enfant pour y répondre de façon ajustée tout en partageant les émotions exprimées.

Ce « sensitive parenting » est la base des approches modernes de soutien au développement comme le NIDCAP, l'IBAIP et le NBO.

Bien comprendre le comportement de son bébé va aider le parent à le soutenir tout au long de son hospitalisation. Trois domaines sont particulièrement influencés par le comportement du bébé : la prévention de la douleur, la protection du sommeil et l'alimentation par le lait maternel. Ils sont importants car ils influencent non seulement le confort du bébé mais aussi le développement de son cerveau.

Longtemps ignorée : la douleur du nouveau-né

Il parait bien loin le temps où les néonatalogistes considéraient le nouveau-né comme un être dépourvu de sensibilité douloureuse. L'argument scientifique avancé à l'époque était que les fibres nerveuses n'étant pas couvertes de myéline, elles ne pouvaient transmettre de signal douloureux, même dans les conditions les plus extrêmes comme une intervention chirurgicale. L'anesthésie n'était donc pas considérée comme indispensable, et plusieurs générations d'internes ont appris à réaliser des gestes techniques très douloureux chez des nouveau-nés sans aucune analgésie.

Les travaux de Sunny Anand, néonatalogiste américain, ont révolutionné l'approche de la médecine néonatale dans ce domaine. En effet, à la fin des années 80, Anand a publié une série de travaux démontrant l'impact négatif de la douleur chez des nouveau-nés à terme subissant une chirurgie cardiaque[22]. Chez les enfants ne recevant pas de protection contre la douleur, il était observé plus de complications post-opératoires, d'infections et de décès.

Ces travaux ont entraîné une prise de conscience chez les néonatalogistes. La douleur du nouveau-né, y compris le prématuré, est désormais considérée comme un phénomène réel, devant être évalué et corrigé. Le nombre de publications scientifiques sur le sujet a explosé durant les 30 dernières années.

On sait désormais que le nouveau-né, particulièrement celui né avant terme, est plus sensible à la douleur que l'adulte. Deux phénomènes ont été démontrés, permettant de comprendre cette vulnérabilité : l'allodynie et l'hyperalgésie. L'allodynie est la survenue d'une douleur déclenchée par un stimulus non invasif, normalement indolore. Les parents et les infirmières ont souvent observé qu'un changement de posture, un changement de couche voire de simples caresses pouvaient entrainer chez l'enfant prématuré une réaction typique de douleur. L'hyperalgésie est caractérisée par une augmentation progressive de la réponse douloureuse quand le stimulus douloureux est répété. Ceci est observé en particulier pour les ponctions répétées du talon utilisées pour les prélèvements sanguins des nouveau-nés.

La limite entre stimulation douloureuse et stimulation stressante mais non douloureuse devient alors difficile à préciser puisqu'elle dépend de la maturité de l'enfant, du nombre de gestes douloureux déjà réalisés…

Conséquences néfastes de la douleur chez le nouveau-né prématuré

Dans une étude parisienne, le Pr Carbajal et ses collègues ont montré que les nouveau-nés hospitalisés en réanimation étaient exposés en moyenne à 115 procédures douloureuses pendant les deux premières semaines[23]. Certains des enfants subissaient un nombre très important de ponction au talon (95 pour l'un d'entre eux) ou d'aspiration des sécrétions dans la trachée (jusqu'à 153 pour l'un d'entre eux pendant la durée de l'étude). Plus de dix tentatives successives pouvaient être effectuées pour obtenir un prélèvement sanguin.

On peut imaginer aisément que les nouveau-nés peuvent garder le souvenir de ces évènements douloureux. Des recherches ont montré que chez le nouveau-né à terme, un épisode douloureux isolé non correctement traité pouvait modifier le comportement ultérieur de l'enfant. Par exemple, les enfants ayant subi une circoncision sans analgésie suffisante en période néonatale présentaient une réponse douloureuse accrue lors de la vaccination deux mois plus tard. Ces faits justifient une prise en charge adaptée de la douleur dès le premier épisode.

Chez l'enfant né avant terme, il a été suggéré que les épisodes douloureux répétés subis durant le séjour à l'hôpital pouvaient avoir un impact néfaste sur la qualité de son développement ultérieur[24]. Il est bien entendu difficile de faire la part de responsabilité entre les pathologies qui ont conduit le nouveau-né en réanimation et les douleurs induites par les soins. Néanmoins des travaux sur l'animal évoquent un impact direct de la douleur sur le développement. Par exemple, Anand a montré que des rats nouveau-nés soumis à des douleurs quotidiennes développaient à l'âge adulte une modification de leur comportement, avec une appétence pour l'alcool et une fuite face à leurs congénères.

L'équipe canadienne de Vancouver a exploré les conséquences à long terme de la douleur néonatale. Elle a ainsi démontré que les enfants nés avant terme présentaient vers l'âge de 5 ans plus de manifestations somatiques que les enfants nés à terme, et ceci en lien direct avec le nombre d'actes douloureux subis pendant l'hospitalisation[25]. Par ailleurs, ces enfants avaient un taux élevé de cortisol (l'hormone du stress), pouvant témoigner d'une difficulté à moduler leur niveau de stress. Face à une situation nouvelle, nécessitant une adaptation et la mise en œuvre de mécanismes d'apprentissage, ils présentaient une anxiété plus marquée.

La douleur non ou insuffisamment traitée pourrait donc participer, avec d'autres facteurs stressants, à une altération du développement ultérieur de l'enfant né avant terme. Les mécanismes sont mal connus. Le cerveau du nouveau-né prématuré, hospitalisé dans une unité de réanimation, pourrait être agressé de deux façons simultanées : un excès de stimulations stressantes et douloureuses entrainant une activation exagérée de certains récepteurs du cerveau (par exemple les récepteurs NMDA) et une absence de stimulations sensorielles adaptées, à l'origine d'une majoration de la mort des cellules cérébrales, l'apoptose.

Pour des raisons évidentes d'humanité, mais aussi pour préserver l'avenir, il est donc nécessaire de reconnaître la douleur de l'enfant prématuré, de la prévenir et de la traiter.

Le diagnostic de la douleur chez l'enfant prématuré n'est pas aisé

Le diagnostic et l'évaluation de la douleur sont difficiles chez le nouveau-né prématuré[26]. En effet, en l'absence de communication verbale, ce diagnostic est basé sur l'hétéro-évaluation (évaluation par un tiers) ce qui expose au risque de subjectivité personnelle. Cette subjectivité peut être atténuée par l'utilisation d'une échelle validée d'évaluation de la douleur.

L'échelle idéale devrait analyser différentes dimensions de la réponse du bébé et comporter des éléments comportementaux (par exemple l'expression du visage) et des éléments végétatifs (fréquence cardiaque ou respiratoire…) mais également des éléments liés au contexte. En effet, certains contextes dans lesquels est évaluée la douleur peuvent modifier l'expression de celle-ci. On sait par exemple que l'expression de la douleur dépend du stade de veille ou de sommeil de l'enfant ainsi que de son âge gestationnel.

L'une des rares échelles intégrant à la fois des éléments comportementaux, végétatifs et contextuels est l'échelle Premature Infant Pain Profile ou PIPP élaborée et validée au Canada[27]. Largement utilisée en recherche clinique, elle est peu connue des équipes de soins infirmiers en France. La majorité des équipes utilisent l'Echelle Douleur Inconfort du Nouveau-né (EDIN)[28] ou l'échelle Douleur Aigue du Nouveau-né (DAN)[29] ou plus récemment l'échelle suédoise Astrid Lindgren Children's Hospital Pain Scale (ALPS 1)[30]. Ces trois échelles sont unidimensionnelles car ne comportant que des paramètres comportementaux ce qui pourrait limiter en théorie leur sensibilité. Leur simplicité d'utilisation et leur popularité auprès des équipes de néonatalogie francophones en font la base de la prise en charge de la douleur dans notre pays.

Malgré la multiplication des échelles de douleur, l'évaluation de la douleur de l'enfant prématuré reste cependant problématique : manque de spécificité des échelles utilisées, évolution rapide de l'expression de la douleur chez un enfant en fonction du nombre de situations douloureuses vécues, dissociation entre la réponse comportementale et la réponse végétative. Cela explique les recherches menées actuellement pour évaluer d'autres outils comme la variabilité du rythme cardiaque, la conductance cutanée ou la spectroscopie en proche infra-rouge. Ces outils ne sont pas actuellement suffisamment validés pour une utilisation en routine comme l'ont montré les travaux du Dr Roué à Brest[31].

Le traitement de la douleur

Chez le nouveau-né, le traitement de la douleur ou du stress secondaires à ces procédures de soin répétées n'est pas aisé. En effet, de nombreuses molécules analgésiantes ou sédatives n'ont pas reçu d'autorisation de mise sur le marché (AMM) en raison de l'insuffisance des données pharmacologiques chez l'enfant. D'autre part, les effets secondaires de ces molécules sur un organisme aux fonctions immatures ne sont pas négligeables.

Les soignants disposent de quelques molécules validées[32]. Le palier I de la classification de l'OMS est représenté par le paracétamol. Largement utilisé par voie orale ou veineuse, le dosage optimal et la sécurité d'emploi en particulier chez l'enfant extrêmement prématuré restent cependant mal connus. La morphine est la molécule classique du palier III. D'autres agents morphiniques, plus maniables, sont utilisés en routine en particulier chez les nouveau-nés intubés ou subissant une chirurgie. Leur utilisation nécessite des précautions en particulier chez l'enfant extubé. Aucune molécule de palier II n'est disponible pour une utilisation par voie orale en période néonatale, la codéine n'étant pas recommandée à cet âge.

La pommade EMLA® a modifié considérablement les pratiques infirmières. Etalée sur la peau 30 minutes avant le geste douloureux, elle s'avère très utile pour diminuer la douleur liée aux prélèvements sanguins, la pose de perfusion ou la réalisation des vaccins[33]. Elle semble cependant inefficace pour une ponction au talon.

En raison des difficultés d'utilisation des traitements antalgiques pharmacologiques, l'intérêt des professionnels s'est porté sur les méthodes « non pharmacologiques »[34]. Ces stratégies ont fait l'objet de nombreuses études scientifiques qui en ont démontré l'efficacité dans la prévention et le traitement de la douleur chez le nouveau-né. La technique la plus étudiée est la succion non nutritive (c'est-à-dire en dehors de toute alimentation) associée ou non au saccharose (le simple sucre de nos desserts). L'enveloppement par un lange ou par les mains, l'aide à la posture en flexion, le peau à peau et la mise au sein sont également des techniques comportementales très utiles et efficaces. Elles doivent être associées aux techniques environnementales, c'est-à-dire la réduction des stimuli sonores et lumineux.

Le terme « non-pharmacologique » est inadapté selon L. Frank et g. Lawhon, infirmières américaines spécialistes de la douleur, car cette terminologie sous-entend que le traitement de base de la douleur, le « gold-standard », est le médicament, et les approches non-médicamenteuses des compléments ou des traitements secondaires[35]. Selon ces deux auteurs, l'approche « comportementale et environnementale » est au contraire la base de toute prise en charge de l'enfant nouveau-né, les médicaments venant s'y greffer en fonction des circonstances et de l'intensité de la douleur.

Pourquoi les traitements de la douleur ne sont-ils pas suffisamment utilisés en routine ?

En 1998, une chercheuse canadienne Bonnie Stevens écrivait " Le fossé entre les données de la recherche et la pratique pour le traitement effectif de la douleur reste important" soulignant ainsi la difficulté d'utiliser au quotidien les traitements antalgiques dont l'efficacité a cependant été largement prouvée par la recherche[36]. Dans l'étude parisienne de 2008, les pratiques concernant le traitement et la prévention de la douleur étaient très variables d'une unité à l'autre, certains centres apportant une analgésie dans près de 50% des cas, et un autre uniquement dans 4% des cas[23]. Les pratiques étaient également variables selon les moments de la journée (moins d'analgésie la nuit). Dans une étude européenne impliquant 243 services de réanimation néonatale dans 18 pays en 2012-2013 (Etude Europain), l'évaluation du niveau de douleur n'apparaissait que dans un tiers des dossiers à l'entrée du nouveau-né dans le service et n'était réalisée quotidiennement que chez 10% des nouveau-nés[37].

Les publications concernant la douleur du nouveau-né sont pourtant très nombreuses, de même que les congrès qui lui sont consacrés. L'accès à une information de qualité est facilité, même pour les professionnels francophones (par exemple le site du Centre National de Ressource de la Douleur : http://cnrd.fr/). L'ignorance de la sensibilité particulière du nouveau-né à la douleur, la méconnaissance des traitements efficaces ne devraient plus être avancés comme des raisons suffisantes.

Alors pourquoi ce fossé persistant entre données de la recherche et pratiques sur le terrain ? Pourquoi les professionnels négligent-ils la douleur la renvoyant « aux confins de l'oubli »[38]. Anand, un des meilleurs spécialistes mondiaux de la douleur néonatale, souligne que durant leur formation, les professionnels, en particulier les médecins, sont encouragés à supprimer toute réaction émotionnelle afin de maintenir une objectivité maximale[39]. Ce comportement de neutralité émotionnelle devient une seconde nature tout au long de la formation médicale et est perçu comme une compétence professionnelle. Il pourrait expliquer la perte d'empathie envers le sujet qui souffre. Les nouvelles approches pédagogiques pour l'enseignement des sciences de la santé intègrent au contraire des notions de capacité réflexive et de développement émotionnel, permettant au soignant une meilleure prise en charge de la douleur de l'autre[40].

La vaste étude européenne Europain a par ailleurs montré que l'existence de protocoles au sein du service de réanimation néonatale et de personnels infirmiers spécifiquement formés (« nursing champions ») amélioraient significativement la prise en charge de la douleur.

Les parents pourraient-ils jouer un rôle dans la prévention, l'évaluation et le traitement de la douleur de leur nouveau-né hospitalisé ?

Plusieurs arguments plaident pour une implication des parents dans l'évaluation et la prise en charge de la douleur de leur bébé hospitalisé. C'est d'abord l'une de leurs revendications ! Dans l'étude réalisée en 2014 conjointement par la Société Française de Néonatalogie, SOS Préma et le Collectif Inter-Associatif autour de la Naissance (CIANE), une majorité d'entre eux demandaient à pouvoir donner une solution sucrée et envelopper leur bébé avant une procédure jugée douloureuse ou bien faire eux-mêmes un massage abdominal pour soulager les douleurs digestives[41]. Seuls la moitié des parents ayant répondu au questionnaire avaient pu réaliser ces soins.

Un autre argument est que protéger son enfant en toute circonstance est un rôle essentiel, un besoin primitif pour les parents. En cas d'hospitalisation néonatale, surtout si une chirurgie est nécessaire, voir souffrir son enfant sans être capable d'y remédier est un des facteurs de stress les plus importants[42]. Pouvoir participer activement à un meilleur confort de son enfant, avec l'aide des soignants, donne un sens important au rôle parental[43].

Enfin, les techniques non médicamenteuses de prévention de la douleur, d'efficacité bien démontrée, comme l'enveloppement avec les mains ou un lange ou bien la succion non nutritive, sont très faciles à enseigner aux parents. Et certaines d'entre elles ne peuvent être réalisées que par la mère (la mise au sein) ou les deux parents (le peau à peau) ! Dans l'étude coordonnée par le Pr Carbajal en région parisienne en 2008, la simple présence des parents était d'ailleurs statistiquement associée à une meilleure prévention de la douleur lors des soins.

Il existe plusieurs freins à une participation accrue des parents à la prévention et au traitement de la douleur : leur anxiété et leur stress, leur méconnaissance des techniques de prévention mais aussi la croyance des soignants que ce rôle est exclusivement réservé aux professionnels de santé. Ces différents freins peuvent être levés : par un soutien psychologique des parents, y compris après la sortie de l'hôpital, par leur intégration dans la vie quotidienne du service, permettant l'échange d'information et leur formation progressive et par un travail réflexif de l'équipe soignante sur le sens à donner aux soins techniques. Une individualisation de cette approche tenant compte des spécificités de chaque enfant et de chaque famille est indispensable.

En conclusion, les traitements de la douleur du nouveau-né sont maintenant bien codifiés et reposent sur des bases scientifiques solides. Leur utilisation sur le terrain s'améliore chaque année, même s'il persiste des résistances pas toujours fondées. Ces résistances méritent d'être explorées car elles touchent à des domaines particuliers : l'émotion, la réflexion, la motivation. Les mêmes résistances ont d'ailleurs été observées lors de l'implantation du programme NIDCAP.

Insuffisamment pris en charge : le sommeil de l'enfant prématuré

Le sommeil est une des fonctions les plus importantes de l'organisme. Le sommeil est indispensable au repos et à la récupération et il joue probablement un rôle clé dans différents mécanismes physiologiques : sécrétion d'hormones, développement cérébral, épargne d'énergie, mémorisation[44].

Dans le langage populaire, une des expressions les plus fréquentes est d'ailleurs « bien dormi ? », question posée indifféremment au parent grippé ou à l'ami de passage en pleine santé. Le sommeil de son enfant est également une des préoccupations principales de la jeune mère, et à l'origine de nombreuses consultations au cabinet de pédiatrie. A l'hôpital, une des plaintes les plus fréquentes des patients concerne le niveau de bruit et le déficit de sommeil que celui-ci induit. Malgré cela, la qualité du sommeil des patients hospitalisés est rarement un thème de préoccupation.

Les différents stades de veille sommeil.

La technique de référence pour l'exploration du sommeil est l'enregistrement polygraphique. Il s'agit d'un enregistrement de différents paramètres permettant d'analyser les caractéristiques du sommeil : fréquence respiratoire, fréquence cardiaque, flux respiratoire, mouvements oculaires, activité électrique cérébrale… La polygraphie est un outil indispensable en recherche ou pour l'analyse des désordres du sommeil. Cependant, en pratique clinique, c'est l'observation du comportement qui permet de décrire les différentes phases de sommeil.

Selon la classification utilisée par Brazelton[45], plusieurs stades peuvent être identifiés par l'observation :

- le sommeil calme : l'enfant a une respiration régulière, il bouge très peu, son visage est détendu.
- le sommeil agité : bien que réellement endormi, l'enfant montre des mimiques, sourit, fait des mouvements de bouche. Sa respiration est irrégulière. Sous les paupières, les yeux sont l'objet de mouvements très rapides, d'où le terme anglo-saxon de Rapid Eye Movements (sommeil REM). Si un électro-encéphalogramme était réalisé, une activité cérébrale aussi intense que pendant l'éveil serait observée d'où le terme de « sommeil paradoxal » utilisé chez l'adulte.
- la phase de transition entre sommeil et éveil (ou somnolence) est caractérisée par un niveau d'activité musculaire variable, de petites secousses, quelques vocalisations ou des gémissements.
- l'éveil calme : l'enfant est très attentif, en recherche d'interaction visuelle. Son activité musculaire est faible. C'est une phase essentielle pour les repas et les interactions sociales.
- l'éveil agité : stade caractéristique du nouveau-né quand il a faim : activité musculaire importante, agitation, grimaces.
- les pleurs : en lien direct avec le précédent, quand les besoins de l'enfant ne sont pas satisfaits !

Le nouveau-né à terme dort par cycle d'environ 60 minutes, avec une prédominance du sommeil agité. Contrairement à l'adulte, il s'endort initialement en sommeil agité, puis passe en sommeil calme. Chez le nouveau-né prématuré, ces stades sont moins typiques et donc plus difficiles à reconnaître. On considère que le sommeil calme et le sommeil REM apparaissent dès 27 semaines de gestation. Jusqu'à 34 semaines, le sommeil « indéterminé », car comportant à la fois des signes des stades calme et agité, est observé pendant près d'un tiers du temps. Progressivement ce sommeil indéterminé diminue pour laisser la place vers 35-36 semaines à une organisation du sommeil proche de celle observée après le terme normal. Le stade prédominant est alors le sommeil agité. Pour L Curzi-Dascalova et MJ Challamel, les âges post-conceptionnels de 27 semaines et 36 semaines sont deux étapes clés dans la construction du sommeil[46].

Importance du sommeil

Le rôle exact du sommeil n'est pas encore complètement connu. Si cette fonction physiologique n'avait pas de rôle spécifique, elle aurait probablement disparu au cours de l'évolution de l'espèce humaine. Les chercheurs s'accordent à penser que chaque stade de sommeil a un rôle spécifique[47]. Pendant le sommeil calme, la synthèse et la sécrétion des protéines est augmentée, en particulier l'hormone de croissance. Le métabolisme est ralenti ce qui entraine une diminution de la consommation d'oxygène. Le sommeil agité jouerait lui un rôle essentiel pour la maturation et le développement du cerveau, la consolidation de la mémoire et des apprentissages.

La privation de sommeil

La privation de sommeil est une agression, voire une torture largement utilisée par les dictatures. Chez l'adulte, cette privation entraîne rapidement une baisse des performances intellectuelles, une désorganisation de l'apprentissage, des troubles visuels et une désorientation temporelle. Elle peut avoir des conséquences redoutables chez les professionnels, en particulier les médecins travaillant la nuit : défaut d'attention, erreurs de calcul ![48] Ceci a conduit à mettre en place en 2003 un « repos de sécurité » dans les établissements publics interdisant au médecin toute activité après une nuit de garde.

Plusieurs études réalisées chez les patients en réanimation adulte ont démontré que la privation de sommeil était fréquente et était à l'origine de différents troubles comme la somnolence prolongée et la désorientation. La privation de sommeil a également été documentée dans des services de réanimation pédiatrique [49] mais les travaux concernant le nouveau-né prématuré hospitalisé sont inexistants.

Les recherches concernant la privation de sommeil chez le nourrisson ont généralement été réalisées dans le contexte des études sur la mort subite inexpliquée. La suppression d'une seule sieste chez des nourrissons en bonne santé et âgés de quelques mois, entraîne, lors du sommeil suivant, une augmentation de la fréquence des pauses respiratoires, en particulier pendant le sommeil agité[50].

Pour des raisons éthiques évidentes, il est impossible d'envisager d'étudier la privation prolongée de sommeil pendant la période néonatale. Aussi nous devons nous contenter des études réalisées sur des modèles animaux. Les résultats de ces études sont inquiétants. Il a été démontré que la privation de sommeil chez les rongeurs nouveau-nés entraîne une modification définitive du comportement à l'âge adulte marqué par un déficit de l'attention et une fréquence accrue de l'agressivité. En outre, ces animaux présentent une diminution du volume de leur cerveau, à l'origine de troubles définitifs du développement[51]. Chez des agneaux nouveau-nés, la privation de sommeil est à l'origine d'augmentation du nombre d'apnées et de modification de la densité des récepteurs situés dans le cerveau[52].

Privation de sommeil en unité de néonatalogie ?

La privation de sommeil a donc des conséquences néfastes sur le cerveau en développement. L'ensemble de ces travaux devraient, selon le principe de précaution, entraîner une vigilance des équipes de néonatalogie. La protection des stades de sommeil devrait être une préoccupation permanente[53].

Cet aspect des soins a été malheureusement longtemps négligé. Le niveau de bruit dans les unités de néonatalogie est parfois très élevé, atteignant 80 voire 100 décibels, semblable au bruit d'une « salle de réunion dans laquelle passeraient parfois des camions ». Le niveau de lumière est élevé, en particulier dans les chambres accueillant plusieurs incubateurs. Les soins sont souvent organisés en fonction des roulements du personnel soignant et non en fonction des cycles de veille-sommeil des enfants. De nombreuses interventions successives, pas toujours indispensables, et non coordonnées (une prise de sang, une alimentation, un examen médical puis une échographie…) ont pour effet d'interrompre les phases de sommeil et d'entrainer une réduction globale du temps de sommeil.

Soutenir et protéger le sommeil de l'enfant prématuré

Outre le contrôle des niveaux sonores et lumineux, plusieurs techniques simples ont un impact bénéfique prouvé sur le sommeil de l'enfant né avant terme et donc doivent d'être utilisées en réanimation néonatale. La succion non nutritive, c'est-à-dire d'offrir la possibilité au nouveau-né de téter un doigt ou une tétine ou le sein, en dehors de tout objectif alimentaire, diminue le temps passé en éveil agité et améliore la durée de sommeil[54]. L'enveloppement du bébé permet une diminution du nombre d'éveil et une augmentation de la durée de sommeil[55]. Notre équipe brestoise a démontré que l'association d'une diminution des niveaux lumineux et sonores et d'une posture en flexion avec enveloppement permettait d'augmenter la durée de sommeil et de raccourcir le délai entre la fin d'un soin et le début de l'endormissement[56]. De même, les séances de peau à peau ont un impact positif sur la durée totale de sommeil et la quantité de sommeil calme. Les bénéfices du peau à peau semblent durables puisque les enfants en ayant bénéficié présentent une maturation ultérieure du sommeil de meilleure qualité[57].

Il est également possible d'organiser les soins en fonction des niveaux d'éveil, en particulier dès que l'enfant montre par son comportement des phases identifiables de veille et de sommeil. Un exemple en est la technique d'alimentation en *semi-demande*. Le principe est simple. A l'heure prévue d'une phase d'alimentation, le nouveau-né prématuré est observé et une succion non-nutritive lui est proposée. Si l'enfant montre un comportement d'éveil, une alimentation par biberon ou sein lui est offert. Au contraire, s'il ne présente qu'un comportement de sommeil ou de somnolence, il est autorisé à dormir 30 minutes supplémentaires. Une nouvelle observation de son comportement est alors réalisée : en cas de sommeil persistant, l'enfant reçoit son alimentation par la sonde gastrique. Cette technique semble bénéfique puisqu'elle permettrait d'atteindre l'alimentation complète par voie orale plus tôt qu'avec une alimentation rythmée uniquement par les horaires, une meilleure prise de poids et une diminution de la durée d'hospitalisation [58].

Le sommeil de l’enfant prématuré après le retour à domicile

De nombreux parents d’enfants nés avant terme signalent des difficultés importantes d’endormissement chez leurs enfants après la sortie du service de néonatalogie. Ces difficultés de sommeil s’accompagnent volontiers d’épisodes de coliques ou de pleurs excessifs. Elles doivent être mises en perspective avec les efforts d’adaptation que les enfants doivent réaliser après la sortie. En effet, après de longues semaines en réanimation, les enfants doivent s’adapter à un nouvel environnement, souvent plus calme et moins lumineux que l’unité de néonatalogie. L’alimentation est également un challenge, les efforts pour absorber suffisamment de calories pour grossir, sont importants. Tous ces efforts sollicitent beaucoup l’enfant qui peine à se réguler. On sait en effet que les enfants prématurés, même arrivés à l’âge normal de naissance, possèdent moins de capacité d’auto-régulation que les enfants nés à terme[59]. L’ajustement des phases d’éveil et de sommeil est plus difficile, d’où les pleurs, l’irritabilité et les difficultés d’endormissement.

Certains auteurs préconisent de maintenir un niveau sonore continu, par exemple un ventilateur ou une source de musique, pour favoriser le sommeil de l’enfant lors des premiers jours à la maison. Il parait cependant plus logique de réduire le bruit dans les unités de néonatalogie. Certains professionnels préconisent de poursuivre un soutien postural lors du couchage à domicile grâce à une couverture roulée autour de l’enfant ou en utilisant un matériel du commerce. La Société Française de Néonatalogie n’a pas validé cette pratique faute de preuve scientifique. Il est indispensable de respecter les recommandations pour la prévention de la mort inattendue du nourrisson en particulier l’utilisation d’un matelas ferme, l'absence d'oreiller et de couverture, la position de couchage sur le dos et le maintien d'une température de la pièce proche de 19°C (voir les recommandations sur le site de l'association Naitre et Vivre www.naitre-et-vivre.org).

Le soutien apporté aux parents, garant du sommeil de l'enfant à domicile

Outre les conditions liées à l'environnement et à l'enfant lui-même, le sommeil du bébé dépend en partie de l'état émotionnel et du comportement de ses parents. Un stress parental important, un syndrome dépressif, une difficulté à interagir avec l'enfant pendant les phases d'éveil peuvent modifier la qualité et la durée du sommeil de l'enfant[60]. Inversement, une faible durée de sommeil et des difficultés d'endormissement de l'enfant peuvent générer fatigue, stress et irritabilité chez les parents, gênant ainsi la qualité de l'interaction avec leur bébé[61].

Une intervention précoce, débutant durant l'hospitalisation et se poursuivant après la sortie, visant à aider les parents à comprendre le comportement de leur enfant né avant terme, pourrait améliorer le sommeil de l'enfant par une meilleure interaction lors des périodes d'éveil. Le programme Mother–Infant Transaction Program (MITP) consiste en une formation des parents afin qu'ils reconnaissent les besoins de leur enfant, qu'ils le stimulent en tenant compte de ses propres limites. Ce programme a montré un impact positif sur les problèmes de « régulation » comme les coliques, les difficultés de sommeil et les pleurs excessifs[62].

Et le sommeil des parents d'enfants nés avant terme ?

Le sommeil des parents d'enfants prématurés n'a fait que récemment l'objet de recherche. Une revue de la littérature montre cependant que ce sommeil est anormal, à la fois en terme de qualité et de quantité, durant l'hospitalisation de leur bébé mais également après la sortie[63]. Un des facteurs de risque identifiés est le niveau de stress présenté par les parents, en lien avec l'état de santé de leur enfant. D'autres facteurs peuvent être évoqués[64] : le réveil nocturne lié à l'expression de lait maternel, les longs trajets pour se rendre à l'hôpital, le temps passé à s'occuper du reste de la famille, l'environnement parfois agressif du service (en terme de bruit, de lumière ou d'activité) ne permettant pas de se reposer durant la journée.

Les soignants peuvent être tentés de suggérer aux parents de « rentrer chez eux se reposer ». Il n'est pas certain que d'être séparé de son enfant soit une source de repos compensateur : une étude américaine réalisée dans une unité où les mères ne pouvaient pas rester la nuit a montré une qualité médiocre du sommeil associée à un niveau de stress élevé et une dépression fréquente[65].

Le manque de sommeil, surtout s'il est chronique, entraine chez un adulte des troubles de l'humeur et des difficultés d'attention ou de compréhension. Il est donc important de réfléchir sur les stratégies pouvant atténuer ces troubles de sommeil et les évaluer : ateliers de relaxation offerts aux parents, chambres calmes à proximité ou à distance du bébé, soutien psychologique pour atténuer l'anxiété, modification de l'environnement du service…

Le sommeil est donc un élément clé pour le développement de l'enfant prématuré et joue un rôle important dans la qualité de vie de la famille. La construction d'un sommeil de qualité débute bien avant la sortie et doit intégrer dès le service de réanimation les parents, reconnus comme les personnes essentielles à la régulation de leur enfant prématuré.

Insuffisamment soutenu : l'allaitement maternel de l'enfant né avant terme

Le lait maternel est supérieur au lait artificiel.

L'allaitement maternel est considéré comme l'alimentation adaptée du nouveau-né et du nourrisson, seul capable de couvrir l'ensemble de ses besoins. Les bénéfices de l'allaitement maternel sont bien connus et ont été rappelés lors du Programme National Nutrition Santé 2019-2023. (https://solidarites-sante.gouv.fr/IMG/pdf/pnns4_2019-2023.pdf)

L'allaitement réduit le risque d'une infection virale chez le nourrisson, par exemple la gastroentérite aigue, prévient les allergies et pourrait jouer un rôle dans la prévention de l'obésité, sujet majeur de santé publique dans les pays développés. Et c'est une alimentation particulièrement économique ! Il a également été démontré que chez la mère, l'allaitement réduisait le risque ultérieur de cancer du sein. Pour l'ensemble de ces raisons, l'allaitement maternel est actuellement recommandé par l'Organisation Mondiale de la Santé de façon exclusive jusqu'à 6 mois.

Pour l'enfant prématuré, le lait maternel apporte d'autres avantages. Il permet de réduire le risque d'une des complications les plus sévères touchant le tube digestif : l'entérocolite ulcéro-nécrosante. Le risque de contracter une infection nosocomiale est également réduit. Plus récemment, un lien entre allaitement et développement psycho-moteur a été démontré par plusieurs études. En France, le Pr Rozé de Nantes et ses collègues ont montré que, malgré une moins bonne croissance, les enfants prématurés allaités à la sortie de l'hôpital avaient un meilleur développement à l'âge de 2 et 5 ans que les enfants nourris au lait artificiel[66]. Ce phénomène particulier, croissance moindre mais meilleur développement a été appelé le « breastfeeding paradox ». Aux USA, dans une étude comportant plus de 2000 enfants nés avant terme, un meilleur développement était également associé à la consommation de lait humain. Toute augmentation d'apport de lait maternel de 10 ml par kilo et par jour en période néonatale était associée avec le gain d'un point dans l'échelle de développement et une réduction de 5 % du risque de ré-hospitalisation ultérieure[67].

Le mécanisme permettant une amélioration du développement neurologique de l'enfant né avant terme n'est pas complètement expliqué. Le lait humain contient, à la différence des laits industriels, des acides gras poly-insaturés à longue chaine, mais aussi des facteurs de croissance et des hormones qui jouent un rôle important dans le développement du cerveau. Mais il pourrait s'agir également d'un bénéfice lié au contact étroit et prolongé entre la mère et son enfant, source d'interactions essentielles pour le développement ultérieur de chaque enfant.

Développer l'allaitement maternel devient alors un objectif important en médecine néonatale tant pour protéger le nouveau-né prématuré durant son séjour à l'hôpital que pour favoriser son développement futur.

Les taux d'allaitement maternel en France sont insuffisants

La France est un des pays européens, avec l'Irlande, où les taux d'allaitement maternel pour la population générale des nouveau-nés sont les plus bas. Le Rapport sur la Santé Périnatale en Europe en 2015 rapporte un taux d'allaitement exclusif ou mixte à 2 jours de vie de 68.7% en France contre 81% au Royaume-Uni, 95% en Suisse (www.europeristat.com). Ce taux augmente chaque année mais nous restons invariablement parmi les derniers de la classe européenne. Une absence de politique nationale clairement définie en est probablement un des facteurs.

L'allaitement n'est pas uniforme dans les différentes régions françaises. Outre les caractéristiques de la population qui peuvent influencer les taux d'allaitement (origine étrangère, habitat urbain), certaines régions sont traditionnellement « à fort pourcentage d'allaitement » (Paris, région PACA, Rhône-Alpes) contrairement à d'autres (Picardie, Pays-de- Loire, Nord-Pas-de-Calais)[68]. La Bretagne se situe parmi les régions intermédiaires.

Selon l'étude française Epifane publiée en 2012, le taux d'allaitement maternel dépend directement du niveau d'étude de la mère, les femmes diplômées ayant une tendance plus importante à allaiter. La participation à des séances de préparation à l'accouchement, un contact peau à peau suivant la naissance et une perception positive de l'allaitement maternel par le conjoint semblent favoriser ce mode d'alimentation à la maternité et à 1 mois[69].

Les taux d'allaitement maternel sont habituellement plus bas en cas de prématurité. L'étude du Pr Rozé réalisée sur deux cohortes importantes françaises montre que moins de 20% des enfants nés avant 32 semaines en 1997 étaient allaités lors du retour à domicile. Cependant, dans une étude réalisée à la maternité universitaire de Brest, les taux d'allaitement étaient plus élevés en cas de naissance prématurée qu'en cas de naissance à terme. Ce résultat paradoxal est peut être expliqué par l'approche NIDCAP proposée aux familles en cas de prématurité[70]. En effet, l'étude européenne EPICE (Effective Perinatal Intensive Care in Europe) montre que les enfants prématurés pris en charge dans les unités les plus accueillantes pour les parents (en terme d'horaires, de rôle et de possibilité de rester la nuit) ont deux fois plus de chance d'être exclusivement allaités à la sortie[71].

Communiquer sur l'allaitement n'est cependant pas facile.

L'allaitement n'est pas uniquement un enjeu de nutrition et de santé publique se résumant aux données scientifiques prouvant la supériorité du lait maternel. Allaiter est un choix individuel, engageant souvent non seulement la mère mais aussi le couple et la famille élargie. La mise en route de cet allaitement survient dans une période de profonds changements pour la mère, dans une histoire toute personnelle, pouvant conduire à une certaine vulnérabilité physique, émotionnelle et psychologique[72]. Cette vulnérabilité est majorée si l'enfant nait trop tôt, trop petit. Le sentiment de culpabilité est fréquemment observé chez les mères d'enfants prématurés[73]. Tout message autoritaire comme « allaiter peut sauver la vie », ne tenant pas compte de cette singularité, est voué à l'échec.

La problématique de l'allaitement se situe donc à un niveau complexe associant psychologie (gestion des émotions), sociologie (place et rôle de la femme dans la société), physiologie (mécanismes entrainant la lactation), pédagogie (formation des professionnels, information de la population) et management (organisation des soins).

La communication sur l'allaitement maternel se heurte à deux écueils[74]: informer à l'excès pour convaincre, en exerçant un prosélytisme conduisant à imposer une norme, niant le caractère individuel et intime de la relation de la mère avec son enfant ; ou sous-informer la population concernée, en passant sous silence les bénéfices reconnus en particulier chez les enfants extrêmement prématurés.

Selon Ingrid Bayot, formatrice en allaitement maternel, l'objectif de cet accompagnement « *n'est pas de convaincre mais de créer un espace de dialogue suffisamment large et bienveillant pour que les parents et futurs parents y puisent de quoi étayer leur estime d'eux-*

mêmes et la confiance en leur capacité nourricière »[75]. Cet accompagnement devient alors individualisé, centré sur les parents, acteurs à part entière de leur choix dans un partenariat éclairé avec les soignants.

La communication réalisée par les soignants est directement influencée par leurs croyances : l'équipe INSERM Epopé a analysé la façon dont des équipes soignantes en Europe informaient les parents au sujet de l'allaitement maternel en cas de prématurité[76]. En comparaison avec des équipes italiennes ou anglaises, les professionnels français étaient plus focalisés sur les risques d'infections associées au lait maternel, utilisaient des procédures plus complexes pour l'utilisation du lait et exprimaient plus d'inquiétudes sur les difficultés des mères. Et les taux d'allaitement dans ces services français étaient plus faibles…

Comment soutenir l'allaitement maternel du nouveau-né prématuré ?

Améliorer les conditions et la réussite de l'allaitement maternel est un objectif partagé par de nombreuses équipes de néonatalogie. Trop souvent, il est considéré que la réussite passe par l'apprentissage de techniques particulières, véritables « recettes » qui permettraient un changement radical dans les pratiques. En réalité il est indispensable de travailler au préalable sur les croyances et les pratiques des parents mais aussi des professionnels, qui peuvent avoir une influence négative sur l'allaitement. Ingrid Bayot schématise cela par une pyramide : la base du soutien à l'allaitement maternel est le **réseau** qui se constitue autour de la mère (Figure a). Sans ce réseau solide, familial, amical et professionnel, la mère reste en situation d'isolement et de vulnérabilité. Le deuxième étage, tout aussi important, est la **proximité** de la mère avec son enfant. Sans proximité, l'attachement est plus difficile, la transition sensorielle est interrompue, l'adaptation aux nouvelles conditions de vie est plus complexe. Le troisième étage est le respect des **rythmes**, rythme du bébé, rythme de la mère, l'harmonie de l'ensemble appelée synchronie permettant une organisation des phases d'éveil et de repos.

Si ces trois étages sont solidement et harmonieusement bâtis, les efforts portant sur les aspects techniques de l'allaitement seront couronnés de succès. Adapté à la situation particulière de l'enfant hospitalisé en réanimation néonatale, ce schéma prend tout son sens :

- ***le réseau*** : quel est le soutien apporté à la mère au sein du service ? Est-elle épaulée par une équipe formée au soutien à la lactation, par un spécialiste de l'allaitement du prématuré ? Bénéficie-t'elle d'un soutien psychologique, d'un soutien par l'assistante sociale ? Les grands-parents ou toute autre personne soutenante sont-ils admis dans l'unité ? Quelle est la culture dominante chez les soignants : la culture « incubateur/biberon/soignants » ou la culture « peau à peau/allaitement/parents » ?
- ***la proximité*** : les parents ont-ils accès à leur enfant 24h/24 ? Des séances de peau à peau précoces, nombreuses et prolongées sont-elles organisées, soutenues et valorisées ? Des possibilités d'hébergement existent-elles pour les familles à proximité ou dans le service ?
- ***les rythmes*** : les soins à l'enfant sont-ils organisés en tenant compte des phases d'éveil dès qu'elles deviennent facilement identifiables ? Les phases de sommeil sont-elles protégées ? Les soignants sont-ils familiarisés avec le comportement de l'enfant prématuré ? Les parents sont-ils valorisés dans leurs capacités à identifier les comportements de leur bébé ? Le sommeil de la mère fait il l'objet d'attention et de précaution ?

Dans une revue systématique de la littérature, une équipe anglaise conclut que les stratégies validées de soutien à l'allaitement en réanimation néonatale sont le contact prolongé par le peau à peau, l'expression du lait des deux seins simultanément par des tire-laits à double expression, l'éducation des mères, le soutien par les autres femmes allaitantes, la formation des professionnels et l'obtention du label Hôpital Ami des Bébés (IHAB) dans la maternité attenante du centre de néonatalogie, c'est-à-dire un ensemble cohérent de soutien, d'éducation, de techniques adaptées et d'organisation générale[77].

Le soutien à l'allaitement maternel de l'enfant né avant terme nécessite donc une approche globale.

Le label IHAB ou Baby-Friendly Hospital Initiative ou Initiative Hôpital Ami des Bébés

L'IHAB est une initiative de l'Organisation Mondiale de la Santé et de l'UNICEF visant à promouvoir l'allaitement maternel et les soins de qualité dans les maternités du monde entier, quelque soit le niveau de développement du pays concerné. Cette initiative est basée sur des références scientifiques importantes. Elle est conçue comme une démarche qualité : utilisation d'un référentiel comprenant 12 recommandations (tableau 1), auto-évaluation par l'équipe de soins et son institution, correction des dysfonctionnements éventuels, visite sur site d'experts, rédaction de recommandations orientant vers de nouvelles actions.

De nombreuses maternités à travers le monde ont obtenu ce label. Malheureusement seules 51 maternités françaises dont 19 avec un service de néonatalogie sont certifiées en 2020 (www.i-hab.fr) malgré les recommandations de la Haute Autorité de Santé[78]. L'absence de politique nationale d'allaitement maternel et la réticence des sociétés savantes à soutenir cette initiative expliquent probablement l'absence de la France dans cette dynamique internationale. La pression publicitaire des fabricants de lait artificiel a été également soulignée. Les faibles taux d'allaitement observés en France en sont une conséquence évidente.

Les étapes de l'IHAB ont été conçues à l'origine pour l'enfant à terme. Adik Levin, néonatalogiste estonien, a proposé en 1999 une adaptation de ces critères pour l'enfant né avant terme qu'il a appelée « Humane Care Initiative » (Tableau 1)[79]. Nous avions fait remarquer avec nos collègues suédois et américains, lors de la publication de cet article, que le NIDCAP était un outil particulièrement adapté pour atteindre ces objectifs[80 81 82].

Un groupe scandinave et canadien a plus récemment adapté les critères de l'IHAB pour les unités de néonatalogie en insistant sur l'individualisation des soins, sur l'adaptation de l'environnement de l'unité, le soutien au peau à peau et la continuité des soins pré et post-natals[83].

Soutenir l'allaitement maternel dans les unités de néonatalogie est un enjeu important pour les prochaines années. Le bénéfice attendu sur le développement neuro-comportemental ultérieur des enfants nés avant terme en fait l'un des objectifs prioritaires de la médecine néonatale. Ce challenge est d'autant plus important qu'il ne se conçoit que dans une étroite collaboration et un respect mutuel entre parents et soignants. Soutenir l'allaitement maternel est un exemple évident d'une politique de « soins centrés sur le patient et sa famille ».

Figure a : La pyramide du soutien de l'allaitement maternel du nouveau-né prématuré (inspiré de I Bayot, 2005).

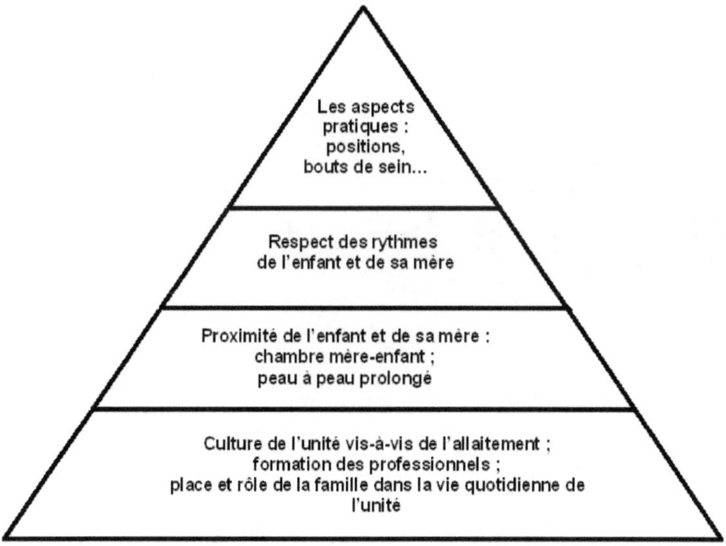

Vers une philosophie de « Soins centrés sur la famille »

Les unités de néonatalogie s'ouvrent de plus en plus aux parents, parfois même aux fratries et aux grands parents.

Cela n'était pas le cas dans le passé. Pendant les années 70, les parents n'étaient pas autorisés à pénétrer dans les services. Ils pouvaient « admirer » leur enfant prématuré à travers une vitre. Le jour de la sortie, ils récupéraient cet enfant dont ils ne connaissaient rien. Progressivement, la mère puis le père ont obtenu un « droit de visite », en règle générale à certaines heures de la journée, le plus souvent en début d'après-midi et en dehors des soins. Le cérémonial d'entrée devait être scrupuleusement respecté : port de sur-chaussures, d'une blouse, d'un calot sur la tête et d'un masque sur le visage. En effet, l'entrée des parents était considérée par les professionnels comme un risque important d'infection. Progressivement, les règles imposées pour entrer dans les unités ont été assouplies et de nombreux services actuellement autorisent l'entrée des parents 24h/24[84]. Ailleurs, il existe toujours certaines limites à cette présence, par exemple la réalisation de certains soins, les heures de transmissions médicales ou infirmières. A la pointe de l'innovation, des unités suédoises ont été conçues pour encourager la présence permanente de la famille, la maman vivant dès la naissance et pendant plusieurs semaines dans la chambre de son bébé hospitalisé : c'est le « Couplet Care » ou soins couplés[85].

Pourquoi des réticences à l'entrée des parents ?

L'argument principal pour interdire aux familles d'entrer librement dans les unités et de participer aux soins était le risque de transmettre des maladies infectieuses. Ce risque est réel. Les infections acquises dans les services de pédiatrie sont souvent des infections virales, particulièrement fréquentes en hiver. Les virus de la gastro-entérite ou de la bronchiolite sont dangereux pour les enfants fragiles hospitalisés. Ces virus sont introduits dans l'hôpital par les patients eux-mêmes, les visiteurs et les soignants. Les mesures d'hygiène doivent donc s'appliquer à l'ensemble de ces personnes à condition que leur efficacité ait été prouvée. Plusieurs mesures préconisées dans le passé et imposées aux parents (sur-blouse, calot ou sur-chaussures) apparaissent très peu efficaces. Seul le lavage des mains ou la friction des mains par un soluté hydro-alcoolique ont une utilité prouvée mais l'on sait que ces mesures simples sont peu ou mal respectées dans les hôpitaux, y compris par les personnels.

Lors de la pandémie de COVID-19 qui a touché la France en 2020, un retour en arrière concernant l'accès des parents en néonatalogie a été observé. Il s'agissait, par une distanciation physique, de limiter la transmission du virus au sein de l'hôpital. S'il paraissait normal de mettre en place des mesures très strictes en cas d'infection prouvée chez la mère, l'interdiction totale des parents dans certains services de néonatalogie en dehors de toute infection est apparue comme un abus de pouvoir. Avec les professeurs Tscherning et Kuhn, nous avons rappelé la nécessité d'appliquer à tous, parents et soignants, des règles de prévention validées scientifiquement. Le risque important de difficultés d'attachement pouvant être lié à l'absence de contact précoce entre un nouveau-né et ses parents a également été rappelé[86]. La Société Française de

Néonatalogie (www.societe-francaise-neonatalogie.fr) et l'association de parents SOS Préma[87] ont également souligné ces points importants.

L'entrée des parents dans les unités, s'ils respectent les mesures universelles d'hygiène, ne représente donc pas un danger. Il est probable que ce risque infectieux ait été avancé inconsciemment par les équipes soignantes afin d'éviter toute réflexion sur les possibilités de collaboration réelle avec les familles. Collaborer nécessite de réfléchir sur son rôle de soignant, sur un partage du « pouvoir » et sur la possibilité pour les parents d'interférer avec l'organisation des soins, leur réalisation voire l'évaluation de leur qualité et le processus de décision.

Les parents : visiteurs ou partenaires ?

Cette question est cruciale. S'agit-il simplement d'accroître les « heures de visite » ? D'après le Larousse, « rendre visite » signifie « se rendre auprès de quelqu'un pour lui tenir compagnie, prendre de ses nouvelles… ». Le rôle des parents d'un enfant né avant terme ne peut pas être réduit à cet aspect passif.

Le terme « partenaire » introduit la notion de partage : partage des informations, partage des tâches, partage des espaces, partage des décisions, partage des droits et devoirs. Ces droits du patient et de sa famille sont d'ailleurs inscrits dans le code de la Santé Publique française depuis la loi du 4 mars 2002 : droit d'être informé sur son état de santé, droit au consentement aux soins, respect de l'intimité, droit à la prise en charge de la douleur, droit à l'accès au dossier médical, droit à être représenté au sein des instances de santé. Cette loi semble malheureusement mal connue des professionnels de santé.

Le manuel de Certification des établissements de santé (Haute Autorité de Santé. Manuel de certification des établissements de santé V2010) précise dans son chapitre 2 « Prise en charge du patient » le critère 10 : « une organisation permet l'accueil et la présence en continu des parents des enfants hospitalisés ».

La Charte Européenne des Droits de l'Enfant Hospitalisé, rédigée en 1988 par un collectif européen d'associations, résume en 10 points les droits essentiels des enfants et des familles (Tableau 2). Tous ces points peuvent (doivent ?) être appliqués en médecine néonatale.

Les soins centrés sur la famille

Il est même possible d'aller plus loin. Les soins peuvent être conçus et organisés non seulement autour du patient mais autour de la famille complète. Les membres de la famille sont alors reconnus comme des acteurs de soins à part entière.

Une fondation américaine, the Institute for Family-Centered Care a dressé la liste des éléments constituant cette stratégie de soins (www.ipfcc.org/) :

- *« Dignité et respect* : les connaissances des familles, leurs croyances et leurs valeurs culturelles sont respectées et intégrées dans l'organisation et la réalisation des soins.
- *Partage d'information* : les professionnels communiquent et partagent une information complète et non biaisée d'une façon soutenante et utile.
- *Participation* : Les familles sont encouragées et soutenues à participer aux soins et aux décisions au niveau qu'elles souhaitent individuellement.
- *Collaboration* : Les familles sont intégrées à un niveau institutionnel. Les responsables professionnels collaborent avec les familles pour le

développement de programmes de soins, leur implantation, leur évaluation, l'organisation architecturale et la formation des professionnels ».

La loi française, le manuel de certification HAS, la Charte Européenne et ce texte nord-américain décrivent d'une façon très proche les éléments d'une politique de soins centrés sur la famille. Ces textes soulignent le caractère universel des besoins spécifiques de l'individu hospitalisé et de sa famille. L'application de ces principes est malheureusement très dépendante de la culture ambiante, les pays de tradition paternaliste ayant plus de difficultés à modifier leurs pratiques « centrées sur les soignants ».

Place des familles en Europe

Alors que les professionnels ont accès aux mêmes informations scientifiques par le biais des congrès et des revues médicales internationales, alors que la création de l'Europe a favorisé les échanges intellectuels et la mobilité, des différences importantes de pratiques médicales sont observées entre les pays européens. En 1999, l'étude européenne Euronics montrait que la proportion d'unités néonatales acceptant la présence des parents sans restriction d'horaire variait selon un gradient nord-sud : 100% des unités du nord de l'Europe (Suède), 11 à 18% en Italie et en Espagne, la France se situant entre les deux (47%). Le même gradient existait pour la participation des parents aux décisions médicales[88]. En 2005, une nouvelle étude réalisée par notre groupe européen de recherche sur les soins de développement confirmait ces différences entre pays même si les pays du sud avaient amélioré leurs pratiques : accueil des familles 24h/24 dans 100% des unités suédoises et danoises, 71% en France, 31% en Italie et 27% en Espagne[89]. La France, l'Italie et l'Espagne se distinguaient également par leur habitude de limiter les séances de peau à peau soit en terme de fréquence ou de durée soit en excluant les pères[90].

Des progrès continuent à être observés puisque l'étude Epipage 2 réalisée en 2011 a montré que 89% des unités françaises « acceptaient » l'entrée des parents 24h/24. Cependant, seulement 11% d'entre elles étaient équipées de l'ensemble des commodités nécessaires pour un séjour prolongé des parents : un lit, une salle de bain et un endroit pour se restaurer[91].

Malgré ces progrès réels, la différence avec les pays scandinaves reste réelle. L'étude EPICE a analysé en 2011 les pratiques dans 19 régions de 11 pays européens et a comparé le score de présence parentale (Parental Presence Score ou PPS) : 100% des services suédois présentaient un score de 10 (score maximal en lien avec des pratiques très centrées sur les parents) contre 64% en France qui, comme l'Italie, la Pologne ou l'Estonie comprenait des services avec des scores entre 1 et 6 (très faible score de présence parentale)[92].

Ce fossé Nord-Sud se retrouve également dans les pratiques autour de l'allaitement, en particulier pour l'obtention du label international de l'OMS-UNICEF « Baby Friendly Hospital » ou « Hôpital Ami des Bébés » : en 2002 alors que 64 maternités étaient labellisées en Suède et 35 en Norvège, aucun établissement français ou italien ne l'était ! Et l'on sait que l'obtention de ce label est une des actions les plus efficaces pour soutenir l'allaitement maternel chez l'enfant à terme[93] mais aussi pour les bébés prématurés. La situation évolue favorablement en France puisque selon l'OMS en 2016, 5% des naissances ont eu lieu dans une maternité labellisée.

Pourquoi un fossé Nord-Sud ?

Comment expliquer ces différences de pratiques entre pays européens ? Elles peuvent être liées à des spécificités structurelles. Les pays scandinaves sont régulièrement cités comme exemplaires pour l'éducation (la Finlande est un des premiers dans le classement PISA), pour la recherche, pour la compétitivité (la Suède et le Danemark dans le top 10 mondial du classement de l'Institute for Management Development de Lausanne). Un enseignement efficace, une recherche médicale développée participent probablement à la diffusion de pratiques nouvelles. Cependant, ce décalage nord-sud ne semble pas être observé pour les autres aspects de la néonatalogie, en particulier l'utilisation des médicaments et de la technologie.

Peut-être s'agit il de différences culturelles, touchant aux champs religieux ou médical ? La religion dominante, catholique au sud, protestante au nord pourrait-elle influencer la culture médicale, nettement plus paternaliste en France, Espagne et Italie ? La place dominante de la psychanalyse en France dans le domaine de la psychologie périnatale[94], à l'inverse des pays anglo-saxons et scandinaves, peut elle expliquer les différences observées ? Selon Violaine Guéritault, la vision « très négative des mères et de leur perversité latente » serait toujours dominante dans le milieu psychiatrique français, conduisant à voir les mères comme « dangereuses, voire mortifères »[95]. Et classer le besoin de téter du nourrisson, observé très tôt chez l'enfant prématuré, comme « un besoin sexuel » (Freud cité par Pleux[96]) (et donc à ne pas encourager) est en contradiction avec les thèses neuro-développementales qui démontrent par une approche objective le bénéfice réel de la mise au sein précoce et de la succion non nutritive.

Une hypothèse toute personnelle, qu'il serait intéressant d'explorer, est que les pays du nord ont développé une culture d'égalité des sexes qui aurait un impact sur les pratiques en milieu hospitalier. Le Global Gender Gap Report (http://www3.weforum.org/) est un indicateur publié annuellement qui mesure l'écart entre les hommes et les femmes dans 4 domaines : l'éducation, l'accès aux soins, la participation à l'économie et à la politique. En 2020, les 4 premières places étaient occupées par l'Islande, la Norvège, la Finlande et la Suède, la France se situant à la 15ème place (70ème en 2006 !)[97]. Cette culture scandinave basée sur l'égalité réelle des citoyens éviterait toute tendance au paternalisme, comportement qui consiste à décider pour autrui ce qui est bien pour lui.

Nos attitudes envers les familles sont effectivement parfois teintées de paternalisme : « il vaut mieux que les parents n'assistent pas aux soins », « rentrez chez vous vous reposer », « le peau à peau est réservé à la mère, et non au père, afin que l'enfant s'habitue à son odeur », « les parents français n'ont pas les mêmes besoins que les parents suédois » ; autant de phrases régulièrement entendues dans nos unités françaises.

Plusieurs exemples de modifications de l'organisation des soins en France montrent que les parents français sont très désireux d'être impliqués dans les soins à leur enfant hospitalisé selon des modèles développés initialement dans les pays du nord de l'Europe[98].

Le rôle grandissant des associations de parents

Le paysage de la néonatalogie se modifie peu à peu. Les associations d'usagers se font entendre et désirent jouer un rôle actif, pas seulement dans le soutien aux parents concernés par la prématurité mais également dans le développement de politiques favorables à la santé de la grossesse et de la naissance. Il nous appartient donc de les écouter et de collaborer avec elles.

En France il existe plusieurs associations de parents d'enfants prématurés, souvent locales. « SOS Préma », créée à Paris, a une vocation nationale, relayée par des dizaines d'antennes locales (www.sosprema.com). Son objectif est de favoriser une meilleure prise en charge de la prématurité. L'opiniâtreté de sa présidente Charlotte Bouvard, le dévouement de son équipe et de toutes les correspondantes locales ont permis de mener des actions avec succès en particulier l'allongement du congé maternité pour les mères ayant accouché prématurément puis du congé paternité (30 jours supplémentaires !) et la création d'un groupe d'étude parlementaire sur la prématurité. Un bel exemple d'action politique d'un groupe de citoyens, venant renforcer l'activité des équipes soignantes.

SOS Préma a participé à la création de la Fédération Européenne pour les Soins aux Nouveau-nés (European Federation for the Care of Infant, EFCNI : www.efcni.org). Cette association internationale de parents d'enfants prématurés s'est organisée efficacement pour jouer un rôle décisif au niveau européen. Après la création de la Journée Mondiale de la Prématurité puis sa participation à la rédaction du rapport « Born too soon – Arrivés trop tôt » édité par l'OMS[99], l'EFCNI a initié et organisé la rédaction de standards de soins européens, c'est-à-dire d'un ensemble de recommandations concernant la naissance, l'architecture des unités de néonatalogie, la formation des professionnels, le rôle des parents, le suivi (newborn-health-standards.org/). Conscient que tous les pays européens ne disposent pas des mêmes structures de santé, l'EFCNI propose pour chaque standard des objectifs à atteindre mais aussi une base de départ, les premiers pas à initier. Qu'une association de parents d'enfants prématurés puisse être le moteur d'un tel travail scientifique et de sa diffusion au niveau européen est remarquable.

Implanter des soins centrés sur la famille en néonatalogie n'est donc pas simplement une liste d'actions à entreprendre ou de recettes pratiques. Il est nécessaire en parallèle de réfléchir sur la culture ambiante du service, sur sa capacité à remettre en question le pouvoir des soignants, sur la nécessité d'écrire et de diffuser une philosophie de soin. Plus qu'un but ou une destination, implanter les soins centrés sur la famille est un « véritable voyage »[100].

En pratique, quel rôle pour les parents en néonatalogie ?

Chaque individu, chaque famille ayant sa propre histoire, ses propres ressentis, ses contraintes, on ne peut envisager le rôle des parents que d'une façon individualisée et non pas sous la forme d'un protocole. Il s'agit plus de créer des opportunités plutôt que des obligations. Et pour chacune de ces actions, les parents doivent se sentir invités, encouragés et valorisés et surtout pas jugés. En effet, la naissance prématurée entraine souvent chez les parents un traumatisme et une culpabilité qui peuvent être à l'origine d'une sidération (le parent ne réagit pas aux évènements sur lesquels il n'a aucune maitrise) ou un désir de fuite. Il faut du temps pour apprivoiser l'environnement stressant du service, se familiariser avec le langage technique des soignants, comprendre le rôle de chacun et l'organisation générale du service.

Le rôle des parents peut être évolutif tout au long de l'hospitalisation, en fonction de l'état de santé de leur enfant ou en fonction de leur propre confiance à être présent et à jouer un rôle actif. Ce rôle dépend également de la structure familiale : une fratrie dont il faut aussi s'occuper, la disponibilité du papa, le soutien potentiel des grands-parents.

Il existe différents niveaux de participation, certains pouvant être joués individuellement par les parents au sein du service, d'autres nécessitant d'être organisé par des groupes de parents.

- *Participer aux soins de confort*, comme la toilette et le bain : c'est le rôle le plus classique et en règle générale accepté par les soignants. C'est une opportunité unique pour (re)prendre confiance en soi, avoir la sensation d'être utile et de soutenir son bébé. C'est également un moment important pour comprendre les réactions de son enfant et créer un moment d'intimité familiale. Le bain enveloppé est à ce titre souvent magique, tant l'enfant montre qu'il se sent bien dans cet environnement soutenant.
- *Participer aux soins douloureux ou stressants, par exemple une prise de sang ou une aspiration dans la trachée :* les parents en ont souvent été exclus (« trop stressants pour eux » disaient les soignants). Or les recherches scientifiques ont montré l'efficacité de mesures simples pour réduire le stress et la douleur du nouveau-né : l'enveloppement avec les mains, le peau à peau, la succion non nutritive (voir le chapitre « Longtemps ignorée : la douleur du nouveau-né »). Ces techniques peuvent être enseignées aux parents qui le souhaitent : ils jouent là un rôle de soutien et de réconfort de leur bébé, les soignants se chargeant de la réalisation du geste douloureux.
- *Participer aux « premières fois » :* les parents d'un nouveau-né hospitalisé peuvent être exclus de ces moments essentiels comme le premier contact avec le lait dans la bouche, le premier bain, la première fois où le bébé est habillé, le moment où il quitte la

réanimation pour les soins intensifs… Or ces moments participent à la construction de l'identité familiale et aident les parents à se sentir parents.

- *Participer à l'organisation des soins :* plus difficile à accepter par les soignants dont c'est un rôle important ! Mais si les parents, par leur présence prolongée et leur participation aux soins, ont appris à connaitre les réactions de leur enfant, son rythme et ses besoins (voir le chapitre « NIDCAP »), ils peuvent proposer que le bain soit reporté au lendemain : « papa sera en congé demain » ou « notre bébé a eu plusieurs examens ce matin, il sera plus en forme demain ». Ceci nécessite un réel partenariat basé sur la confiance entre parents et soignants ainsi qu'une flexibilité dans l'organisation.
- *Participer aux transmissions infirmières et à la visite médicale :* on touche là au processus de décision médicale dont les parents ont été en règle générale exclus. Il existe cependant toute une littérature scientifique montrant que les « *family-centered rounds* », c'est-à-dire les visites médicales centrées sur la famille, ont un effet bénéfique pour les parents (meilleure satisfaction, meilleure compréhension des traitements) mais aussi pour les soignants (meilleure communication au sein de l'équipe) et les étudiants (meilleure connaissance des façons d'interagir positivement avec les familles)[101]. Ce type de visite ne s'improvise pas : il est nécessaire de former les équipes, de réfléchir collectivement à son organisation et de s'assurer que le médecin est prêt à assurer l'animation et la coordination des discussions. Il est également indispensable de conduire une réflexion collective au sein de l'équipe sur les enjeux d'une telle participation active des parents.
- *Participer au soutien des autres parents :* c'est le « soutien par les pairs », c'est-à-dire que des parents

qui ont déjà vécu l'hospitalisation de leur bébé mais qui ont eu le temps de prendre du recul peuvent aider les nouveaux parents en partageant leurs émotions, leurs inquiétudes et leurs espoirs. Ce rôle essentiel est par exemple joué par l'association SOS Préma à la fois dans les unités grâce aux correspondantes locales mais aussi à distance par un numéro d'appel national.

- *Participer à la formation des professionnels :* ce rôle est encore peu répandu. Là aussi, SOS Préma en donne un bon exemple par ses Journées des Soignants (sosprema.com/page/382428-journees-des-soignants-cl). Il s'agit d'une formation annuelle dont le but est de partager avec les soignants l'expérience de la prématurité vue par le regard des parents : la naissance, l'hospitalisation, la sortie de l'hôpital. De façon plus générale, les associations d'usagers sont de plus en plus souvent invitées à témoigner lors des congrès médicaux, voire à participer à la conception même du programme de ces congrès.

Tableau 1 : les recommandations de l'Initiative Hôpital Ami des Bébés (IHAB) et de la Humane Care Initiative

IHAB www.i-hab.fr/le-programme-ihab/	**Humane Care Initiative** d'après A. Levin (http://hnci.eu/)
1- Adopter une politique d'accueil et d'accompagnement des nouveau-nés et de leur famille formulée par écrit et systématiquement portée à la connaissance de tous les personnels soignants. 2- Donner à tous les personnels soignants les compétences nécessaires pour mettre en œuvre cette politique 3- Informer toutes les femmes enceintes des avantages de l'allaitement au sein et de sa pratique 4- Placer le bébé en peau à peau avec sa mère immédiatement à la naissance, pendant au moins 1 heure et encourager la mère à reconnaître quand son bébé est prêt à téter,	1- La mère devrait pouvoir rester avec son enfant malade 24 heures sur 24. 2- Chaque membre du personnel devrait soigner la mère et le nourrisson et devrait être en mesure de prendre en charge les aspects psychologiques. 3- Il faudrait que le personnel encourage toutes les mères à allaiter leur enfant et apprenne les techniques permettant de tirer le lait maternel. 4- Le stress que ressentent les mères devrait être pris en charge pendant toute la durée d'hospitalisation. 5- Sauf indication médicale particulière, les nouveau-nés ne devraient être alimentés qu'au

en proposant de l'aide si besoin 5- Indiquer aux mères comment pratiquer l'allaitement au sein et comment entretenir la lactation même si elles se trouvent séparées de leur nourrisson 6- Ne donner aux nouveau-nés allaités aucun aliment ni aucune boisson autre que le lait maternel, sauf indication médicale (Privilégier le lait de la mère, donné cru chaque fois que possible, et privilégier le lait de lactarium si un complément est nécessaire). 7- Laisser le bébé avec sa mère 24 heures par jour (Favoriser la proximité de la mère et du bébé, privilégier le contact peau à peau et le considérer comme un soin pour les bébés malades ou prématurés) 8- Encourager l'allaitement au sein « à la demande » de l'enfant. Pour l'enfant prématuré et/ou malade : observation de son	lait maternel. 6- Si le nourrisson ne peut téter, le lait maternel devrait lui être donné à l'aide d'un tube, de préférence par la mère. 7- Le nombre de bilans et d'examens devrait être réduit au minimum. 8- Il faudrait favoriser autant que possible un contact cutané entre la mère et l'enfant, et réduire l'utilisation d'appareils dans les soins aux enfants. 9- Les traitements agressifs devraient être réduits au minimum. 10- Il faudrait considérer la mère et le nouveau-né comme un système psychosomatique complet. Les visites médicales quotidiennes dans les services devraient être axées non seulement sur les nouveau-nés mais également sur les besoins des mères (participation d'un gynécologue et d'autres spécialistes).

comportement ; pas de limitation liée au poids ou à l'âge gestationnel pour débuter les tétées au sein ; réflexion sur les stratégies permettant de progresser vers l'alimentation autonome (si possible exclusivement au sein ± lait maternel donné autrement) 9- Ne donner aux enfants nourris au sein aucune tétine artificielle ou sucette (sauf circonstances particulières) 10- Encourager la constitution d'associations de soutien à l'allaitement maternel et leur adresser les mères dès leur sortie de l'établissement 11- Respecter le « code international de commercialisation des substituts du lait maternel » afin de protéger l'allaitement maternel 12- Pendant l'accouchement, adopter des pratiques susceptibles de favoriser le lien mère-bébé.	11- Il faut permettre aux membres de la famille en bonne santé (père, grands-parents ou aides) de rendre visite à la mère et au nouveau-né lors d'un séjour prolongé à l'hôpital.

Tableau 2 : **Charte des droits de l'enfant hospitalisé** rédigée à Leiden (Pays-Bas) en 1988 lors de la 1ère Conférence européenne des associations "Enfant à l'hôpital » accessible sur le site www.apache-france.com.

1- L'admission à l'hôpital d'un enfant ne doit être réalisée que si les soins nécessités par sa maladie ne peuvent être prodigués à la maison, en consultation externe ou en hôpital de jour.

2- Un enfant hospitalisé a le droit d'avoir ses parents ou leur substitut auprès de lui jour et nuit, quel que soit son âge ou son état.

3- On encouragera les parents à rester auprès de leur enfant et on leur offrira pour cela toutes les facilités matérielles, sans que cela n'entraîne un supplément financier ou une perte de salaire.
On informera les parents sur les règles de vie et les modalités de fonctionnement propres au service afin qu'ils participent activement aux soins de leur enfant.

4- Les enfants et leurs parents ont le droit de recevoir une information sur la maladie et les soins, adaptée à leur âge et leur compréhension, afin de participer aux décisions les concernant.
On essaiera de réduire au minimum les agressions physiques ou émotionnelles et la douleur.

5- Les enfants et les parents ont le droit d'être informés pour participer à toutes les décisions concernant la santé et les soins.
On évitera tout examen ou traitement qui n'est pas indispensable.

6- Les enfants ne doivent pas être admis dans des services adultes. Ils doivent être réunis par groupes d'âge pour bénéficier de jeux, loisirs, activités éducatives adaptés à leur âge, en toute sécurité. Leurs visiteurs doivent être acceptés sans limite d'âge.

7- L'hôpital doit fournir aux enfants un environnement correspondant à leurs besoins physiques, affectifs et éducatifs, tant sur le plan de l'équipement que du personnel et de la sécurité.

8- L'équipe soignante doit être formée à répondre aux besoins psychologiques et émotionnels des enfants et de leur famille.

9- L'équipe soignante doit être organisée de façon à assurer une continuité dans les soins donnés à chaque enfant.

10- L'intimité de chaque enfant doit être respectée. Il doit être traité avec tact et compréhension en toute circonstance.

Une réponse : les soins de développement

Il semble donc important de modifier les conditions dans lesquelles l'enfant né avant terme est hospitalisé. Protéger le sommeil, réduire les expériences douloureuses et stressantes, favoriser la présence et le rôle des parents, développer l'allaitement maternel, autant d'objectifs pour une médecine néonatale de qualité. Il est bien entendu indispensable de maintenir en parallèle les techniques les plus sophistiquées quand elles sont indiquées comme la ventilation artificielle ou la nutrition par voie veineuse. Il ne s'agit pas de faire un choix entre une approche technique et une approche humaine, mais bien de proposer une stratégie combinant les deux versants.

C'est le but des soins de développement. Le terme « soins de développement » ou *Developmental Care* en anglais, regroupe l'ensemble des stratégies environnementales et comportementales ayant pour objectifs de favoriser le développement harmonieux du nouveau-né à terme ou prématuré. Cela dépasse la notion de « soins de confort » ou de traitement non-médicamenteux de la douleur puisque l'objectif n'est pas uniquement d'améliorer le bien-être de l'enfant mais aussi son développement. Certains auteurs ont même parlé de « *brain care* » c'est-à-dire de « soins du cerveau »[102]. Les soins de développement étaient peu décrits dans les ouvrages de médecine néonatale jusqu'aux années 2000. Ces techniques reposent cependant sur de solides bases scientifiques et ont fait l'objet de nombreuses études d'efficacité. C'est un champ très dynamique de la recherche actuelle en néonatalogie.

Les soins de développement associent deux composantes : l'une vise à modifier **l'environnement** dans lequel vit l'enfant né avant terme, l'autre cherche à soutenir le **comportement** adapté de l'enfant. Ces deux approches, environnementale et comportementale, doivent être intriquées.

Les modifications de l'environnement en néonatalogie

Les premiers écrits scientifiques soulignant la nécessité de modifier l'environnement des unités de néonatalogie datent des années 80. En 1985, Gottfried publiait aux USA un ouvrage au titre évocateur : « Infant stress under intensive care : Environmental neonatalogy »[103]. Le concept de « néonatologie environnementale » était né. D'autres auteurs américains attiraient l'attention sur l'impact négatif de l'environnement en USIN sur le bien-être et le développement des nouveau- nés, en particulier Stanley Graven qui créera ultérieurement aux USA un congrès annuel spécifiquement consacré à ce thème, attirant médecins, infirmier.es, psychologues mais aussi architectes et directeurs d'hôpitaux.

Toujours aux USA, une conférence de consensus, réunie régulièrement depuis une vingtaine d'années, a élaboré des standards que toutes les unités en construction ou en rénovation devraient suivre[104]. Plus récemment, le Groupe de Réflexion et d'Evaluation de l'Environnement des Nouveau-nés (GREEN) de la Société Française de Néonatalogie, rédige et diffuse des recommandations consensuelles basées sur les données de la recherche scientifique (https://www.societe-francaise-neonatalogie.fr/recommandations).

Pour la lumière, le GREEN recommande d'éviter d'exposer les nouveau-nés hospitalisés à des sources lumineuses supérieures à 1000 lux avec possibilité d'individualiser l'éclairage direct selon les besoins de chaque enfant. Une augmentation progressive des niveaux de lumière est préconisée à chaque changement lumineux. La nécessité d'une variation d'intensité jour/nuit est soulignée de même que l'accès à la lumière du jour dans les chambres ou dans le service. Pour les nouveau-nés de moins de 32 SA d'âge corrigé, l'usage de protections face aux sources lumineuses est recommandé. Pour atteindre ces normes, il n'est pas nécessaire d'investir dans du matériel onéreux, de simples rideaux occultants et des variateurs de lumière suffisent.

S'il est relativement aisé d'atteindre ces niveaux lumineux dans les chambres individuelles, cela s'avère plus complexe dans les chambres accueillant plusieurs enfants. Comment protéger les enfants voisins lors d'un acte médical ou infirmier nécessitant une lumière importante chez un nouveau-né ? Une solution peut être le cache-couveuse couvrant tout ou partie de l'incubateur en fonction de l'état de l'enfant et de l'intensité de la surveillance nécessaire.

Pour la réalisation des tâches quotidiennes non directement liées au soin (préparation des médicaments, rédaction des dossiers...), le personnel doit pouvoir disposer de plan de travail recevant une lumière d'environ 1000 lux. L'accès à la lumière du jour est également un facteur de confort pour le personnel. Certains centres ont même installé ses sources de luminothérapie, des « douches de lumière », destinées au personnel afin de lutter contre la dépression saisonnière et la difficulté de travailler en lumière très atténuée.

Améliorer l'environnement sonore est également un objectif important car il a été démontré récemment par l'équipe de Strasbourg que les nouveau-nés prématurés réagissaient à des pics sonores faibles, voisin de 10-15 décibels. Ces pics sonores pourraient altérer leur sommeil et leur stabilité physiologique[105]. La Conférence de Consensus américaine recommande les limites suivantes :

des pics inférieurs à 70 décibels et une moyenne horaire des sons inférieure à 50 décibels. Ceci nécessite des efforts importants puisque des niveaux sonores moyens de 80 décibels et des pics dépassant 100 décibels ont été rapportés dans plusieurs études.

Le niveau de bruit dans un service de néonatalogie est lié à deux facteurs principaux : les alarmes et le personnel. Il n'est pas possible pour des raisons de sécurité de supprimer les alarmes des moniteurs cardio-respiratoires. Il est cependant possible d'en réduire l'intensité (si le service est calme, les alarmes de faible volume sont mieux perçues) ou de centraliser les alarmes par exemple près du poste de soins des infirmières en diminuant l'intensité dans les chambres. Il existe également des alternatives, par exemple des alarmes lumineuses de grande taille installées dans le couloir pouvant remplacer les alarmes auditives dans les chambres.

Pour les sons liés aux activités du personnel, les changements sont plus complexes. Il est en effet nécessaire de modifier les comportements individuels et collectifs, ce qui est plus difficile ! Plusieurs stratégies peuvent être proposées. L'installation d'un dispositif de mesure des sons (un modèle existe sous forme d'une oreille géante s'allumant en cas de dépassement d'un seuil) permet une prise de conscience et une adaptation immédiate par le personnel. Le risque est de s'habituer au dispositif dont l'efficacité ne sera pas maintenue. Une autre solution est d'instaurer officiellement une heure « calme » chaque jour. Pendant cette période, chacun s'engage à parler à voix basse et à répondre rapidement aux alarmes. L'effet bénéfique sur le comportement noté chez les enfants, diminution de l'agitation, régularité de la fréquence cardiaque, peut inciter le personnel à modifier durablement son propre comportement[106].

Une autre stratégie est d'observer attentivement le bébé pendant et après les soins de façon à adapter son environnement à ses capacités personnelles. Cette observation comportementale est la base du programme NIDCAP (voir chapitre « le NIDCAP »).

D'autres solutions sont à rejeter : par exemple l'utilisation permanente de cache-oreille chez les nouveau-nés. Ces dispositifs sont très intéressants dans les situations transitoires particulièrement bruyantes comme un transfert en hélicoptère ou un examen en IRM. Ces dispositifs ne sont pas prévus pour un emploi prolongé, les nouveau-nés ayant besoin de recevoir des stimulations auditives.

Une des stimulations auditives les plus naturelles pour un jeune enfant est la voix de ses parents. Le fœtus baigne dans un environnement sonore très particulier dont la voix maternelle est un élément prédominant. Dès la 24ème semaine de gestation, il est capable d'entendre cette voix et d'y réagir[107]. Cette exposition à la voix lui permet « d'apprendre » car plus tard le nouveau-né montre une préférence pour la voix de sa mère qu'il a donc mémorisée durant la grossesse. Cette « mémoire transnatale » joue un rôle crucial dans les interactions précoces avec son entourage et favorise son développement comportemental, social et de communication. Ces données justifient que l'on encourage les parents à parler à leur enfant même si celui-ci est hospitalisé en néonatalogie. Ceci est grandement favorisé par le peau à peau et leur participation aux soins mais aussi par une réduction des nuisances sonores liées aux activités du service. Certaines unités de néonatalogie, comme celle de Sydney en Australie, encouragent les parents à lire des livres à leur enfant hospitalisé (www.schn.health.nsw.gov.au/professionals/learn/nidcap/read-a-thon). Cela peut les aider à trouver leur place dans le service et c'est une belle opportunité pour observer et comprendre avec eux les réponses de leur bébé. Les parents peuvent ainsi s'adapter aux réactions du bébé : exemple de « synchronie » entre le parent et l'enfant, c'est-à-dire des comportements qui s'adaptent à la réponse de l'autre. On sait que cette synchronie est une base importante du développement futur de l'enfant. Ceci explique que la voix réelle du parent adressée à son enfant est de loin préférable à l'utilisation de la voix enregistrée.

Outre la lumière et les sons, il est intéressant de s'intéresser à l'environnement olfactif du nouveau-né prématuré hospitalisé. Les recherches sont malheureusement moins avancées et les recommandations plus difficiles à rédiger. Il est cependant bien établi que l'exposition précoce à des substances odorantes joue un rôle important chez les mammifères nouveau-nés, en particulier pour favoriser l'alimentation dès les premières heures de la vie. Les travaux de l'équipe de Benoist Schaal du Centre des Sciences du Goût et de l'Alimentation de l'Université de Bourgogne à Dijon ont ainsi montré la continuité du climat olfactif de la vie intra-utérine vers la vie néonatale en particulier chez le lapin. Cette équipe a isolé une phéromone (messager chimique entre individus) qui jouerait un rôle important non seulement dans le comportement du lapereau mais aussi dans ses capacités d'apprentissages ultérieures[108]. Cette continuité de l'environnement olfactif est généralement interrompue chez l'enfant prématuré. Le Pr Kuhn et son équipe de Strasbourg ont montré qu'un nouveau-né de 28 semaines d'âge gestationnel peut être exposé près de 3500 fois à des odeurs « nosocomiales » dont certaines assez agressives, en particulier les solutés hydro-alcooliques utilisés sur les mains des soignants pour la prévention des infections[109]. Les conséquences d'un tel environnement sont mal connues et justifient la poursuite des recherches. Une façon de maintenir la continuité olfactive est de promouvoir le peau à peau et l'allaitement maternel, en particulier par l'utilisation du lait de mère cru.

Les techniques de soutien comportemental

Outre l'approche environnementale, les soins de développement intègrent de nombreuses techniques comportementales. Ces techniques ont comme point commun de favoriser un comportement harmonieux de l'enfant pendant les soins ou pendant les phases de repos. Ces techniques sont faciles à enseigner et à utiliser et elles ne demandent pas d'investissement coûteux. La preuve de leur efficacité est bien établie. Elles peuvent être utilisées par les parents, guidés et soutenus par les soignants. Les parents jouent alors un rôle important de soutien de leur enfant.

La succion non nutritive, c'est-à-dire en dehors de toute phase d'alimentation, est une des techniques les plus documentées. Une synthèse de 12 études publiée par le groupe Cochrane a montré que son utilisation régulière entraine une diminution de la durée de transition entre l'alimentation par sonde et l'alimentation au sein ainsi qu'une diminution de la durée de séjour et une meilleure évolution comportementale[110]. Nous avons vu que cette technique associée à l'utilisation de sucre est également un excellent moyen de prévention et de traitement de la douleur. Cette succion peut être réalisée par le doigt d'un des parents ou par une tétine. La crainte d'un impact négatif de la tétine sur la mise en place de l'allaitement, comme cela est rapporté pour l'enfant à terme, n'a pas été démontrée chez le nouveau-né prématuré. Diverses études montrent que cette technique, utilisée tôt, permet le développement précoce d'une oralité favorisant l'allaitement. D'ailleurs, cette succion non-nutritive peut également être réalisée directement au mamelon si l'enfant peut bénéficier très tôt de séances de peau-à-peau.

L'enveloppement est également très efficace. Les anglo-saxons utilisent deux termes distincts : « swaddling » ou emmaillotement c'est-à-dire enveloppement par un lange et « containment » ou enveloppement par les mains. C'est une technique recommandée comme prévention de la douleur lors des actes invasifs. En outre, l'enveloppement favorise le sommeil, améliore le développement neuro-musculaire et diminue la détresse physiologique en permettant une meilleure auto-régulation des enfants nés avant terme[111]. Elle permet également de réduire les pleurs chez les enfants irritables. L'emmaillotement a été accusé de favoriser la dysplasie de hanche, mais cette affirmation a été récusée[112]. La généralisation de l'enveloppement n'a pas entrainé dans notre service d'augmentation de fréquence des problèmes de hanche chez les nouveau-nés hospitalisés.

L'aide à la position en flexion permet de réduire l'expression du stress et de la douleur lors des actes infirmiers invasifs ou non. Son utilisation par les parents en particulier lors des aspirations trachéales est possible et efficace[113]. La posture en flexion est néanmoins moins efficace que l'utilisation du saccharose et doit donc être associée à d'autres techniques comme la succion. Cette posture peut être obtenue en positionnant l'enfant et en le stabilisant par les mains d'un des parents ou d'un soignant. Cette posture justifie également l'utilisation des « nids » apportant au nouveau-né prématuré un environnement contenant. Cette technique permet à l'enfant d'explorer son propre visage et sa bouche par ses mains, exploration impossible si l'enfant est installé sur le ventre ou le dos. L'utilisation d'un nid permet à l'enfant prématuré de réguler son activité motrice spontanée au repos[114] et de diminuer l'expression de stress lors d'actes infirmiers comme le changement de couche[115].

L'équipe brestoise a démontré que l'association de ces différentes techniques permet de diminuer l'expression comportementale de stress, de favoriser une meilleure oxygénation et d'augmenter les durées de sommeil chez l'enfant né avant 32 semaines[116 117 118].

Le peau à peau

Si les techniques déjà citées sont simples d'utilisation, le peau à peau est certainement plus complexe à mettre en œuvre. En effet, cette stratégie ne peut être mise en place que si le bébé, les parents et le personnel sont prêts à l'utiliser[119] ! Le peau à peau nécessite donc une réflexion collégiale sur le comportement et la stabilité du bébé, les attentes des parents, les compétences et la formation des professionnels.

Clarifions d'abord les termes : le « peau à peau » est une technique consistant à installer le nouveau-né nu, portant simplement une couche, directement contre la peau du ventre ou du torse de la mère ou du père. Le « peau à peau » est donc différent d'une simple installation dans les bras du parent.

Le peau à peau prolongé plus de 20h par jour, associé à une alimentation exclusive par lait maternel et une sortie précoce, forme un ensemble appelé Kangaroo Mother Care ou KMC. Le KMC a été développé et évalué à Bogota en Colombie. En France, certaines chambres de néonatalogie ou certains secteurs sont appelés chambre ou unité « kangourou » uniquement parce que l'enfant y est hospitalisé avec sa mère, sans lien direct avec la pratique du peau à peau prolongé[120]. Cette appellation n'est pas correcte.

Quels sont les bénéfices du peau à peau ?

De très nombreux travaux de recherche ont été publiés et témoignent d'un impact réel de cette stratégie sur le bien-être et le développement de l'enfant et de sa mère. L'impact chez l'enfant prématuré peut être mesuré à différents niveaux[121].

Les apnées diminuent en fréquence et en intensité[122]. Les besoins en oxygène sont moindres. Le comportement du nouveau-né est plus calme avec une augmentation du sommeil, une diminution des cris, de la douleur et de l'agitation. Ses compétences pour l'alimentation au sein sont augmentées. L'interaction des parents avec l'enfant est renforcée ; leurs émotions sont plus positives. Il semble que cet impact persiste dans le temps avec un meilleur développement comportemental vers l'âge du terme.

Des croyances fausses concernant le peau à peau persistent au sein de certaines équipes : « sortir l'enfant de son incubateur risque d'entrainer une perte de poids », « le peau à peau est fatiguant pour l'enfant », « le peau à peau favorise les infections ». Ces croyances ne sont absolument pas confirmées par la recherche clinique, bien au contraire, mais malheureusement elles sont à l'origine de protocoles très rigides interdisant ou limitant cette stratégie.

Chez un enfant fragile, ce n'est pas le peau à peau qui peut le déstabiliser mais surtout le transfert de l'incubateur vers la peau de la maman. L'utilisation d'un enveloppement permet de limiter le stress du transfert et favorise une transmission harmonieuse de l'incubateur vers la mère[123].

Les résistances des personnels médicaux et infirmiers au peau à peau sont probablement le reflet d'une difficulté à intégrer les parents dans la prise en charge de leur enfant prématuré. La culture générale du pays joue certainement un rôle. Ainsi, en France, en Espagne et en Italie, les pères sont souvent moins autorisés à pratiquer le peau à peau qu'en Suède ou au Danemark[124].

Quand peut on utiliser le peau à peau ?

Susan Ludington-Hoe, une infirmière américaine auteure de nombreux travaux sur le peau à peau recommande que « le bébé, les parents et le personnel soient prêts » avant de débuter sa mise en place[125]. Le nouveau-né est prêt à vivre cette expérience si son état général est stable : pas d'infection sévère, absence de traitement soutenant la tension artérielle, absence d'apnées ou de détresse respiratoire sévères. Un cathéter veineux, une ventilation assistée, un traitement par oxygène ne sont pas des contre-indications.

Les parents sont prêts s'ils ont reçu une information sur les bénéfices et les limites du peau à peau, si la maman n'a pas de pathologie sévère (comme une hypertension mal contrôlée ou une infection grave), si elle peut rester assise pendant au moins une heure. Il est important également que les parents comprennent et acceptent les règles d'hygiène de base.

Un matériel adapté est nécessaire : une chaise ou un fauteuil inclinable confortable (ou mieux encore un lit !), un bandeau en lycra enserrant le thorax du parent et maintenant le bébé en position verticale, une sonnette d'alarme afin que le parent puisse appeler un membre du personnel.

Le personnel doit également être prêt : cela nécessite une information sur les bénéfices et limites de la méthode, une formation sur les techniques de transfert de l'incubateur vers la mère, une réflexion sur les conditions de sécurité. Il est également nécessaire de réfléchir à l'organisation des soins, une infirmière devant rester disponible et proche, particulièrement lors des premières séances, tout en préservant l'intimité de la mère et de l'enfant. Un engagement institutionnel est nécessaire par le biais de la rédaction de procédures et de recommandations, la formation des professionnels et les aménagements architecturaux. Le GREEN recommande que l'implantation du peau à peau dans un service débute par les enfants modérément prématurés ce qui aidera l'équipe à gagner en confiance et en expérience.

On le voit, la généralisation du peau à peau dans un service nécessite une connaissance et un apprentissage du modèle théorique, une réflexion sur le rôle des familles (et donc un travail sur la relation soignants/enfant/parents), des modifications de l'organisation des soins (le système).

Ces trois points : aspects théoriques, relationnels et organisationnels, sont également les piliers sur lesquels s'appuie l'implantation du NIDCAP.

Et le peau à peau 24h sur 24 ?

Le portage en peau à peau 24h/24 est un des éléments du KMC qui associe en outre l'allaitement maternel exclusif et la sortie en peau à peau avec un suivi rapproché. Le KMC a été mis au point par Rey et Martinez à Bogota en Colombie dans les années 70 et a donné lieu à plusieurs études scientifiques, en particulier celles menées par le Dr Nathalie Charpak[126]. L'efficacité de cette stratégie, en particulier sur la croissance et le développement des enfants, avec une réduction du risque d'infection, a conduit l'OMS à énoncer des recommandations pour la diffusion de cette approche dans les pays en voie de développement.

(www.who.int/maternal_child_adolescent/documents/924 1590351/fr/)

Chez les professionnels de la naissance des pays industrialisés, le KMC était initialement interprété comme un programme « exotique », intéressant pour les pays en développement non dotés de structure de réanimation néonatale mais peu adapté pour nos unités très sophistiquées. En 2004, le *British Medical Journal* consacrait un numéro spécial sur les pratiques médicales mises au point dans les pays en développement et pouvant servir d'exemple pour les pays industrialisés : « Learning from low income countries ». En médecine néonatale, le KMC était cité comme « l'exemple à suivre »[127].

Récemment un comité d'experts internationaux a publié des recommandations pour le développement du KMC dans les unités modernes de médecine néonatale[128]. Ces recommandations insistent sur l'information donnée aux parents avant la naissance et sur l'initiation de cette stratégie dès que l'enfant est stabilisé, même pour un âge gestationnel de 28 semaines.

Un des facteurs de réussite est, outre la formation des professionnels, l'adaptation environnementale de l'unité : ambiance sonore et lumineuse agréable, lit confortable, douches et commodités permettant le séjour prolongé des parents. Une révolution architecturale ! Ces modifications ne sont pas utopiques, de nombreux hôpitaux en particulier du nord de l'Europe ayant déjà effectué cette mutation.

L'architecture des unités de réanimation et de néonatalogie

Traditionnellement, les unités de réanimation néonatale ont été conçues dans le but d'une optimisation de la surveillance des patients et du travail des soignants. Des pièces communes pouvant accueillir 3 voire 6 incubateurs (ou plus !), un poste de surveillance centralisé, de larges baies vitrées permettant l'observation directe des enfants. Souvent une galerie extérieure autorisait la famille à voir à travers une vitre l'enfant dans son incubateur. Une pièce de repos était attribuée au personnel pour les pauses indispensables.

Ce modèle architectural est resté dominant durant des années. Plus récemment, une réflexion sur une adaptation de l'architecture est née, en lien avec les modifications des pratiques de soin et de l'accès au service rendu plus facile pour les parents. Outre la disparition de la galerie et la création de pièces de détente pour les familles, le concept de « chambre individuelle » voire de « chambre familiale » s'est développé. Le bénéfice des chambres individuelles est multiple : meilleure intimité pour l'enfant et sa famille, meilleure adaptation de l'environnement sonore et lumineux, possibilité d'un séjour prolongé des parents, diminution du risque infectieux lors de la visite des fratries. Les inconvénients sont essentiellement la modification des conditions de surveillance de l'enfant, une modification importante de l'organisation du travail des soignants et parfois un sentiment d'isolement des familles[129].

Plus avancés dans leurs réflexions, les scandinaves ont proposé le concept des « chambres familiales » pouvant accueillir dans la même pièce le bébé prématuré, pris en charge par les puéricultrices, et la mère, prise en charge par l'équipe obstétricale : c'est le concept de « coupled care » ou soins couplés, une illustration d'une philosophie de « non séparation ». Ce type de chambre existe à l'hôpital Karolinska de Stockholm. Dans une étude randomisée, cet hôpital rapporte une diminution significative de la durée de séjour des enfants pris en charge dans ce type d'organisation en comparaison aux enfants traités de façon conventionnelle, c'est-à-dire hospitalisés isolément en néonatalogie même avec une présence non limitée des parents[130].

Le NIDCAP

Le concept de soins de développement repose sur de nombreuses preuves scientifiques, validant l'utilisation de stratégies environnementales et comportementales tout au long de l'hospitalisation de l'enfant prématuré. Ces techniques sont peu coûteuses et faciles à implanter : succion non nutritive, enveloppement, posture en flexion… Aucune formation importante n'est nécessaire. Nous les appellerons « soins de développement génériques ». Intégrer les parents dans cette démarche, comme cela est indispensable pour le peau à peau, est plus complexe. Il est en effet nécessaire de réfléchir au préalable aux modifications que cela va induire dans la relation parents-soignants. Un accompagnement de l'équipe devient indispensable.

Et l'on peut imaginer d'implanter les soins de développement dans une optique centrée sur la famille et *individualisée* selon les besoins spécifiques de l'enfant : c'est l'objectif du NIDCAP. L'implantation de ce programme complexe et ambitieux nécessite un engagement et un soutien institutionnel important[131]. Le NIDCAP ou « Newborn Individualized Developmental Care and Assessment Program » ou Programme Néonatal Individualisé d'Evaluation et de Soins de Développement a été imaginé, développé et évalué par Heidelise Als, professeure de Psychologie à l'Université de Harvard aux USA. Il s'agit d'un programme novateur s'appuyant sur une approche éthologique (observation du comportement) doublée d'une pratique réflexive importante dans la lignée des travaux initiaux de TB Brazelton.

Brazelton et l'échelle NBAS

T Berry Brazelton est un pédiatre américain, formé également à la psychiatrie infantile. Intéressé par la compréhension des compétences des nouveau-nés, il créa en 1972 la Child Development Unit au Children's Hospital de Boston. Sur la base de ses très nombreuses observations de comportement des nouveau-nés, il publia en 1973 la fameuse « échelle de Brazelton » appelée Neonatal Behavioral Assessment Scale (NBAS) utilisée actuellement dans le monde entier pour la recherche ou pour la prise en charge de nouveau-nés. Cette échelle est disponible en français[132]. De très nombreux articles scientifiques utilisant cette échelle ont été publiés ultérieurement. Son héritage scientifique dans la recherche, la conception du développement et l'interaction parents/enfants est majeur [133].

Brazelton a été souvent décrié par le corps médical, en particulier européen, principalement en raison de ses interventions multiples de vulgarisation par le biais de la télévision ou de ses ouvrages destinés au grand public. Ces critiques masquent cependant le caractère révolutionnaire de son approche qui a changé la façon de concevoir le développement du nouveau-né à l'époque[134]. En effet, il était alors accepté que le cerveau du nouveau-né était une « tabula rasa » ou une ardoise vierge (« *blank slate* »). Ce cerveau vide était influencé par l'environnement dès la naissance, qui façonnait ainsi le développement de l'individu. Aucune connaissance, aucune identité, aucun tempérament ne pré-existaient à la naissance.

Brazelton a montré qu'il existait de grandes différences entre individus dès la naissance en particulier en terme de tempérament. Il décrivait trois profils : le bébé calme, le bébé actif et le bébé « au milieu de la route ». Ces tempéraments étaient visibles très tôt, bien avant que l'environnement ne puisse en être responsable. Un processus biologique anténatal pouvait donc être à l'origine de ces comportements.

L'interprétation de l'interaction entre la mère et son enfant a également été revue grâce aux travaux de Brazelton. Il a montré que lors d'un face-à-face, le bébé cherchait en permanence une interaction avec sa mère. Si celle-ci lui montrait un visage impassible, sans réponse, l'enfant modifiait son comportement afin d'obtenir une réponse. Lors d'un face-à-face positif, des cycles d'interactions s'établissaient en moyenne toutes les 15-20 secondes soit 2 à 3 cycles par minute. L'enfant est ainsi un partenaire actif des interactions[135].

La cohérence entre les cycles de la mère et les cycles du bébé, qui a été appelée « synchronie », est plus importante en cas de naissance à terme qu'en cas de prématurité. En cas de prématurité, c'est essentiellement le cycle du nouveau-né qui règle celui de sa mèreOn comprend ainsi, qu'en cas de prématurité, il peut être difficile pour une mère d'interagir avec son enfant si elle ne tient pas compte, par méconnaissance, des particularités de son comportement.

L'échelle NBAS, utilisée par un professionnel spécialement formé, en présence des parents, peut être alors un outil intéressant « d'accordage ». Cette échelle permet de mieux connaître les forces de l'enfant qui vont l'aider dans ses interactions, mais aussi ses limites qui vont le conduire à décrocher, à refuser certaines stimulations, à devenir irritable. Brazelton a donc imaginé à partir d'observations répétées, un nouveau concept du développement, et créé un outil d'évaluation utile pour la recherche mais aussi pour la pratique clinique.

Peu d'équipes pédiatriques ont intégré cet outil dans leur quotidien, peut être par difficulté de dégager du temps pour une utilisation complète du NBAS. Drina Candilis-Huisman, psychiatre et formatrice à l'échelle NBAS, décrit l'intérêt d'une telle approche dans le cadre des consultations post-natales en particulier auprès de mères vulnérables. Elle insiste sur l'intérêt d'inscrire cette approche dans une démarche institutionnelle multidisciplinaire. Kevin Nugent, Yvette Blanchard et leurs collègues ont développé une version simplifiée du NBAS : le Newborn Behavioral Observation ou NBO pouvant être utilisée plus aisément en routine[136]. Cette échelle semble appréciée des familles, des médecins et des infirmières avec un impact positif en particulier sur la relation avec l'enfant chez les mères primipares.

Heidelise Als, dans la continuité de Brazelton

Collaboratrice de TB Brazelton, Heidelise Als a poursuivi ses travaux d'observation du comportement du nouveau-né, en se focalisant sur le prématuré[137]. Sa démarche initiale consistait en une description des différents comportements observés, leur classification par groupes et enfin une analyse de la progression de ces différentes réponses durant les premiers mois de vie, en fonction de l'environnement (le service de néonatalogie).

Cette démarche très rigoureuse visait à répondre à quatre questions : Quelles sont les causes du comportement observé ? Comment naît-il ? Quel est son rôle ? Comment évolue ce comportement lors du développement ? Cette démarche, basée sur les 4 questions de Tinbergen est typique d'une approche éthologique, basée sur l'observation des comportements humains[138]. Il s'agit donc d'une approche originale des problèmes posés par la prématurité, très différente d'une approche médicale ou psychanalytique.

Cette première étape d'observation et d'analyse des comportements a conduit Mme Als à concevoir une échelle d'observation du comportement (APIB ou Assessment of Preterm Infant Behavior), inspirée de la NBAS mais complétée en raison des particularités de l'enfant né avant terme. Elle a ensuite, grâce à ces multiples observations, conceptualisé le développement du nouveau-né prématuré en formulant la « Théorie Synactive du Développement »[139]. A partir de ce modèle théorique, H. Als a imaginé un programme de soins qui prendrait en compte la réponse comportementale de chaque enfant. Ce programme, appelé NIDCAP, a ensuite été évalué par des études randomisées.

Le travail scientifique de Mme Als est donc remarquable, débutant par l'analyse de faits objectifs, observables et mesurables, permettant de proposer un modèle théorique nouveau qui sera ensuite validé par la recherche clinique.

La Théorie Synactive du Développement

Rappelons qu'une théorie est selon le Larousse un « ensemble assez organisé d'idées et de concepts » ou « un système d'hypothèses sous-tendant l'interprétation des phénomènes ». Une théorie n'est donc pas un fait scientifique prouvé mais plutôt un ensemble interprétatif permettant de mieux comprendre un phénomène. Chacun peut développer sa propre théorie mais ce n'est que la vérification scientifique ultérieure qui permet d'en valider le concept.

Dans le modèle imaginé par Heidelise Als, l'enfant est envisagé comme un ensemble de sous-systèmes indépendants mais interagissant les uns avec les autres. Ces sous-systèmes sont influencés également par l'environnement. Cinq systèmes sont décrits : les systèmes végétatif, moteur, veille-sommeil, attention/interaction et englobant l'ensemble, le système d'auto-régulation. Dans chacun de ces systèmes, Als a décrit des comportements d'approche et des comportements de retrait, résumés dans le tableau 3.

Quand l'enfant reçoit une stimulation adaptée à son propre niveau de développement, il répond par un comportement d'approche. A l'inverse, si la stimulation dépasse ses capacités de traitement, il répond par un comportement de retrait, demandant ainsi l'arrêt momentané ou définitif de la stimulation. Cette stimulation peut être inadaptée car trop intense (un bruit trop fort), survenant à un moment non approprié (par exemple une alimentation après une séquence assez longue de soins) ou d'apparition trop rapide (un soin débuté chez un enfant en sommeil, sans phase de préparation).

Chaque système peut influencer le système voisin. Imaginons un enfant prématuré en phase de sommeil profond. Un bruit intense peut le réveiller brutalement (désorganisation de son système veille-sommeil). Il va présenter une agitation avec extension des membres (désorganisation du système moteur) et si ses capacités d'autorégulation sont insuffisantes, une bradycardie ou une désaturation peut survenir (désorganisation du système végétatif). A l'inverse, si le soignant ou les parents lui apporte un soutien moteur, par exemple en l'entourant de leurs mains, le nouveau-né peut stabiliser son système moteur et éviter ainsi la désorganisation végétative, et donc éviter la bradycardie.

Le développement de l'enfant résulte alors d'un équilibre permanent entre approche et retrait. Pas de développement possible sans stimulation, mais pas de développement harmonieux si les stimulations entrainent en permanence des comportements de retrait voire de stress.

Joy Browne, professeur de pédiatrie à l'Université du Colorado, formatrice NIDCAP, a l'habitude d'illustrer la théorie synactive en prenant l'exemple de l'élève ou l'étudiant devant faire un exposé en public[140]. Cette situation est nouvelle pour l'élève, source d'une stimulation importante. Il a les mains moites, la bouche sèche, un rythme cardiaque élevé, quelques soucis digestifs : désorganisation végétative. Ses gestes sont saccadés, maladroits, les jambes flageolantes, témoins de la désorganisation motrice. Il a mal dormi la nuit précédente et lors de la conférence, il est dans un état d'hypervigilance : désorganisation du système veille-sommeil. Il peine à répondre aux questions, bafouille… désorganisation de son système attention/interaction. A la fin de l'exposé, qui n'a duré que quelques dizaines de minutes, l'étudiant est épuisé, illustration de la mise en œuvre intense de son système d'autorégulation. Comme cet élève a une certaine maturité, il présentera de nombreux comportements d'approche durant la conférence mais aussi de retrait, par exemple « je ne peux répondre à votre question ».

Si l'environnement est soutenant (architecture de la salle de classe, fonctionnement du vidéoprojecteur, public compréhensif), cette expérience à la fois positive et stressante va lui permettre de progresser, d'acquérir de nouvelles compétences, de gérer progressivement des situations plus complexes, en un mot de se développer. Les expériences identiques dans le futur seront plus réussies, moins coûteuses en énergie. A l'inverse, si l'environnement est très hostile ou non adapté, cette expérience risque d'entrainer un stress important, majoré lors des prochaines situations. Son développement en sera perturbé : il évitera de se prêter à cet exercice à l'avenir.

On comprend ainsi que le nouveau-né prématuré réclame un environnement adapté à ses propres compétences et à son agenda personnel de développement. Il ne s'agit pas de supprimer toutes les stimulations, ce qui entrainerait une sous-stimulation néfaste pour son cerveau, ni de maintenir des stimulations inadaptées (sur-stimulation). Il est nécessaire de lutter contre la « dys-stimulation ».

Comment savoir si les stimulations apportées par l'environnement du service et les soins sont adaptées à cet enfant particulier ? Selon Als, la réponse est dans l'observation du comportement, ce dernier étant « l'expression continue du fonctionnement du cerveau »[141]. Toujours possible, l'observation comportementale, à condition qu'elle soit rigoureuse et fiable, permet une adaptation de l'environnement, de l'organisation des soins et des interactions. Elle est une source d'informations importantes pour les soignants, qui pourront ainsi guider initialement les parents en les soutenant vers leur autonomie. Cette observation est un élément essentiel du programme NIDCAP.

Le NIDCAP

Le NIDCAP est un programme d'intervention précoce destiné aux nouveau-nés prématurés, mais pouvant être utilisé chez tous les nouveau-nés à risque. Il s'agit d'un programme de soins de développement, utilisant les diverses techniques environnementales et comportementales décrites dans le chapitre précédent.

L'utilisation de ces techniques de soins de développement à travers le NIDCAP est particulière :

- C'est un programme **précoce**, c'est-à-dire que les soins de développement sont utilisés, non pas quand l'enfant est stabilisé, mais très tôt afin de le stabiliser. Le NIDCAP débute donc dès la naissance de l'enfant.

- C'est un programme **intégré** dans les soins. Aucune stimulation spécifique n'est apportée, par exemple pas de séance organisée de stimulation de l'oralité en dehors des phases de soins. Le soin est considéré comme une stimulation qu'il convient d'adapter en fonction de l'éveil de l'enfant et de son seuil de désorganisation.
- C'est un programme **individualisé**, cherchant à connaître les compétences spécifiques de l'enfant ainsi que ses propres seuils de désorganisation. L'observation comportementale sert à assurer cette individualisation. Il ne s'agit pas d'utiliser des protocoles de soin, identiques pour tous les enfants mais de proposer une approche à la carte.
- C'est un programme **centré sur l'enfant et sa famille**, véritable philosophie de soins.
- C'est un programme **validé** par la recherche clinique. Nous y reviendrons.

L'observation du comportement est l'outil spécifique du NIDCAP. Cette observation est réalisée par un professionnel spécialement formé et certifié. Celui-ci observe l'enfant avant, pendant et après le soin en présence des parents. Le but de cette observation est de comprendre les forces de l'enfant, ses difficultés, ses seuils de désorganisation et les objectifs actuels de développement. Grâce à une grille, l'observateur peut noter les différents comportements observés et leurs liens avec les évènements liés à l'environnement (un bruit ou une lumière), les soins et les interactions avec les parents. Après le soin observé, un entretien avec les parents et le soignant, mené par le professionnel NIDCAP, va permettre d'échanger sur les comportements observés et leur interprétation et d'arriver à une vision commune des besoins de l'enfant.

A partir de cet entretien et de la grille, l'observateur va rédiger un compte-rendu qui contiendra, dans un langage accessible à tous, un résumé de l'histoire médicale de l'enfant, une description détaillée des évènements survenus pendant le soin, une synthèse des objectifs de l'enfant et des recommandations pour les soins à venir.

Ces recommandations vont concerner le couchage de l'enfant, l'environnement du service, l'organisation des soins et l'intégration des parents. Cette observation va être renouvelée idéalement 7 à 15 jours plus tard afin d'adapter les soins et l'environnement à l'évolution du développement de l'enfant.

Quel est l'impact du NIDCAP ?

La formation au NIDCAP, le temps passé à observer le nouveau-né sans participer aux soins sont coûteux en terme de ressources humaines et financières. Dans un contexte économique marqué par la crise et la nécessité de limiter les dépenses, il parait indispensable d'évaluer ce programme afin de justifier de son implantation.

Nous disposons de nombreuses études scientifiques comparant des nouveau-nés prématurés pris en charge selon les principes du NIDCAP à d'autres prématurés de même âge gestationnel pris en charge selon les techniques classiques. Ces études ont été menées aux USA, au Canada, en Suède et aux Pays-Bas. Les différentes études concluent en un impact positif du NIDCAP avec une réduction de la durée de la ventilation artificielle, de la durée d'oxygénation et une diminution de la durée de séjour en raison d'une acquisition plus rapide de l'autonomie alimentaire[142]. Certaines études montrent en outre un meilleur développement cérébral à l'âge de 2 ans.

Dans une étude menée par l'équipe de Heidelise Als, le développement cérébral a été mesuré à l'âge du terme grâce à trois techniques complémentaires : l'observation du comportement, l'imagerie du cerveau par des techniques d'IRM en diffusion et par une analyse électrique de la coordination des différentes aires du cerveau. Dans ces trois domaines, les « nouveau-nés NIDCAP » présentaient un développement proche de celui des bébés nés à terme et nettement meilleur que celui des bébés « non-NIDCAP »[143].

L'étude réalisée en Hollande par Céleste Maguire ne montre aucun impact significatif sur la ventilation, la durée de séjour et le développement neurologique à 2 ans[144]. Dans cette étude, les nouveau-nés étaient transférés rapidement, dès stabilisation de leur état général, vers d'autres hôpitaux non formés à cette méthode. Il a été suggéré que l'« exposition » au NIDCAP dans cette étude était trop courte pour qu'un bénéfice puisse être remarqué.

Les résultats de ces différentes études plaident en faveur du NIDCAP. Cependant les critiques portent sur le petit nombre de patients, l'absence d'étude de grande ampleur, les biais potentiels[145]. L'idéal serait de mener une étude incluant plusieurs centres maitrisant pleinement ce programme. Le tirage au sort (ou randomisation) impliquerait que certains enfants hospitalisés dans ces centres ne bénéficieraient pas d'observations régulières ce qui risquerait d'entrainer un refus des parents (voire des infirmières) de participer à l'étude. D'autres auteurs ont tenté d'évaluer l'impact économique du NIDCAP. Bjorn Westrup de Stockholm évalue à 10 000$ par enfant l'économie engendrée par la diminution de la durée de ventilation, à comparer au coût de 1000$ lié au temps infirmier nécessaire pour réaliser les observations hebdomadaires[146]. Des études américaines évaluent l'économie réalisée entre 4 et 5 000$ par enfant inclus[147].

La difficulté de réaliser de nouveaux essais randomisés, c'est-à-dire avec tirage au sort des enfants dans le groupe NIDCAP ou non, justifie de réfléchir sur d'autres méthodes d'évaluation comme les études épidémiologiques ou études observationnelles, le benchmarking ou la recherche qualitative[148]. L'étude épidémiologique EPIPAGE 2, lancée en 2011 dans 25 régions françaises et coordonnée par l'équipe INSERM EPOPé a permis d'analyser le lien entre l'implantation des soins de développement et certains marqueurs d'activité. Ainsi il a été montré un lien étroit entre la formation NIDCAP d'un service de néonatalogie et la pratique du peau à peau dès la première semaine[91] ou de meilleurs taux d'allaitement maternel[149] ou encore, une meilleure perception par les mères de l'information reçue sur la prévention et le traitement de la douleur[150].

Le benchmarking est la comparaison des résultats de différents centres. Ce type d'évaluation permet de mieux comprendre les facteurs à l'origine des différences observées entre centres. Utilisée par exemple pour comprendre le faible taux d'hémorragies cérébrales dans certains centres de néonatalogie aux USA, ce type de recherche montrait qu'un des centres était très particulier par la « tranquillité extraordinaire qui y régnait et qui favorisait la stabilité clinique » des enfants.[151]

La recherche qualitative est issue du monde des Sciences Humaines et Sociales. Très utilisée en sociologie ou en anthropologie, elle ne cherche pas à produire des données chiffrées, des statistiques comme la recherche habituelle dite « quantitative ». Elle vise à générer des hypothèses, à répondre à la question « Pourquoi ? » plus qu'à « Combien ? ». Elle permet par exemple d'étudier les résistances des professionnels à l'utilisation du peau à peau ou le vécu des parents en réanimation néonatale[152].

Que pensent les parents du NIDCAP ?

Wielenga et ses collègues ont étudié la satisfaction des parents selon que leur enfant était pris en charge par le NIDCAP ou non. Le score de satisfaction était statistiquement plus élevé dans le groupe NIDCAP[153]. De façon surprenante, une autre étude hollandaise montrait que les pères des enfants du groupe NIDCAP présentaient un score d'anxiété plus élevé que les pères « témoins »[154]. Les auteurs suggéraient que le NIDCAP, en favorisant l'implication des pères, réduisait la différence d'anxiété observée entre les deux parents. Etre inquiet pour l'avenir de son enfant nécessite en effet d'être impliqué émotionnellement.

Ces résultats suggèrent que les parents sont satisfaits de l'utilisation du NIDCAP pour leurs enfants mais que leur présence prolongée dans le service et leur participation active aux soins pourraient majorer leur anxiété, ce qui justifie d'intégrer dans cette approche un fort soutien psychologique. D'ailleurs l'individualisation des soins s'applique également aux parents, ceux-ci étant invités à participer à la hauteur de leurs propres désirs. L'association européenne des parents d'enfants prématurés (EFCNI) a d'ailleurs affiché la diffusion des soins de développement et du NIDCAP dans ses objectifs opérationnels (www.efcni.org).

L'impact de l'implantation du NIDCAP sur les personnels soignants a été également étudié. Il est certain que l'implantation d'un tel programme bouleverse les habitudes et les certitudes des infirmières et des médecins. Cependant les différentes enquêtes menées en Suède, en France[155], en Espagne[156], en Hollande[157] ou en Norvège[158] aboutissent à la même conclusion : médecins et infirmières soulignent l'impact bénéfique du NIDCAP sur leurs conditions de travail excepté la difficulté à travailler en lumière atténuée.

Les études visant à mesurer l'impact du NIDCAP sur le pronostic des enfants nés prématurément, en particulier à long terme, méritent d'être poursuivies. De réalisation complexe et coûteuse, cette recherche est nécessaire pour mieux comprendre les facteurs influençant le développement de l'enfant mais aussi pour analyser les réticences et les obstacles à l'implantation de ce programme.

La formation NIDCAP

La formation NIDCAP est un processus long et exigeant. Elle ne se conçoit que dans le cadre d'un projet de service, voire d'un projet institutionnel : la formation d'un professionnel isolé n'a aucun sens car aboutissant à l'échec de l'implantation du programme.

La formation est assurée par les Centres de Formation NIDCAP, tous affiliés à la Fédération internationale NIDCAP (www.nidcap.org). Ceci est un gage de qualité permettant d'assurer à chaque stagiaire NIDCAP une formation homogène quelque soit le centre de formation impliqué. Il en existe 24 à travers le monde, dont sept aux USA, treize en Europe et d'autres en Israël, Australie, Argentine, Canada. Trois centres proposent la formation en français (Brest, Toulouse et Bruxelles). Tous les centres européens sont adossés à un hôpital universitaire dont l'unité de néonatalogie a elle-même implanté le programme. La formation est donc possible en Europe en 10 langues différentes ! L'ensemble de ces centres se réunissent régulièrement pour échanger sur les pratiques, améliorer la pédagogie et présenter les derniers résultats de la recherche clinique.

La formation se déroule sur le site même du service de néonatalogie candidat. L'objectif est d'apporter une formation de base à l'ensemble du personnel et une formation poussée à environ 10% d'entre eux (les stagiaires NIDCAP). Idéalement le groupe formé doit comporter un médecin afin de s'assurer que le changement concernera l'ensemble des pratiques y compris médicales et pas uniquement les actes infirmiers. Il s'agit donc d'une formation interdisciplinaire voire transdisciplinaire si l'on envisage une interpénétration de la réflexion et des changements entre disciplines.

La formation apportée aux stagiaires va concerner trois domaines :

- la théorie : Le NIDCAP est basé sur la Théorie Synactive du Développement. Il est donc important que les professionnels puissent reconnaître les comportements de retrait et d'approche, les intégrer dans une évaluation du bébé, de ses compétences et de ses limites. L'objectif est d'être capable de rédiger un projet individualisé de soins.
- la relation : l'approche globale, holistique du NIDCAP engage fortement la relation : relation entre le soignant, le bébé et les parents. La relation est riche d'émotions et va modifier la nature même du soin, y compris en cas de médicalisation importante, pouvant être nécessaire du fait de la gravité de la maladie. Savoir gérer cette émotion sans risque d'épuisement professionnel est un élément essentiel de la formation.
- le système : l'observation du comportement aboutit à des recommandations qui vont concerner l'environnement physique du bébé, l'organisation des soins, le rôle des parents… Ces recommandations, guidées par les besoins de l'enfant, nécessitent parfois de modifier la répartition des tâches entre professionnels, de revoir les plannings, d'attribuer différemment les surfaces (création

d'une pièce de repos et de relaxation pour les familles), de faciliter l'accès au parking de l'hôpital, d'envisager la présence continue des familles... Tous ces changements ne peuvent être réalisés que si les leaders de l'encadrement médical et infirmier ainsi que les directeurs administratifs sont impliqués dans le processus d'implantation.

Cette implantation ne se conçoit donc que dans une perspective de projet institutionnel, s'étalant sur plusieurs années, véritable démarche de « projet qualité ». Cette implantation au CHU de Brest, débutée en 1998, a fait l'objet d'un rapport positif de la Haute Autorité de Santé lors de la certification de l'établissement en 2006 : « *action réussie et pérenne, susceptible de provoquer la mise en œuvre d'actions similaires dans d'autres établissements* ».

La formation Family and Infant Neurodevelopmental Education (FINE)

La formation NIDCAP est exigeante et s'étale sur plusieurs années. Certains services ne sont pas prêts à s'engager dans ce processus, faute de ressources humaines ou financières suffisantes ou bien en raison d'un cheminement encore non abouti. Inga Warren et Monique Oude Reimer-van Kilsdonk, formatrices NIDCAP à Londres et Rotterdam, ont conçu un enseignement plus léger, s'étalant sur 12 semaines, appelé « Family and Infant Neurodevelopmental Education » ou FINE. Cet enseignement contient les différents éléments essentiels de la formation NIDCAP : importance de l'intégration et l'implication des familles, richesse de l'observation du comportement du nouveau-né, nécessité d'une pratique réflexive personnelle, action sur le « système » afin de s'assurer de la durabilité des changements de pratiques.

Dans une étude basée sur des questionnaires adressés à des professionnels de santé d'un réseau de services de néonatalogie au Royaume-Uni, Inga Warren a montré que la participation à cette formation FINE entrainait des changements de pratiques dans plusieurs domaines : le bien-être du bébé, sa sécurité, le rôle des parents et l'environnement du service (bruit, lumière)[159].

La formation FINE a été traduite dans plusieurs langues et est désormais accessible dans de nombreux pays européens. Elle peut être considérée comme une première marche vers l'implantation ultérieure du NIDCAP.

La certification des unités de néonatalogie

La formation NIDCAP s'adresse à des services de néonatalogie et non à des professionnels isolés. Cette formation se termine par la certification individuelle des stagiaires, devenant des professionnels NIDCAP à part entière. Une autre étape, proposée par la NFI, est la certification du service dans son ensemble. Cette certification comporte les étapes habituelles d'un processus d'évaluation c'est-à-dire la lecture d'un référentiel de soins, l'auto-évaluation par les professionnels du service, l'envoi des éléments de cette évaluation à un groupe d'experts, la visite sur site de ces experts et la rédaction par ceux-ci d'un ensemble de recommandations.

Le référentiel de certification, disponible sur le site de la Fédération Internationale NIDCAP, comprend 4 domaines :

- l'environnement du service,
- les soins à l'enfant,
- le soutien aux parents, leur place et rôle dans le service,
- le soutien du personnel.

Dans chacun de ces domaines, des items sont décrits avec un score allant de « 1 » (niveau basique de soins de développement individualisés) à « 5 » (très haut niveau). Par exemple, pour l'organisation des soins, le score 1 correspond à « *Les séances de soins ont lieu à des horaires fixes établis par le service sans tenir compte de l'état de veille/sommeil des enfants et de leur niveau de développement* ». Le niveau 5 est obtenu si « *Les cycles de veille/sommeil, l'alimentation et d'autres aptitudes émergentes de l'enfant déterminent avant tout le timing des séances de soins... Les parents sont valorisés en tant que régulateurs et facilitateurs principaux pour toutes les procédures de soin de leur enfant.* »

Cette certification des unités est donc à la fois une mesure de la qualité des soins mais également un outil important d'amélioration de cette qualité.

Plusieurs établissements dans le monde ont débuté ce processus de certification en particulier la phase d'auto-évaluation. Les centres de Brest et de Valenciennes en France, celui de Copenhague au Danemark, Linköping en Suède et Kfar Saba en Israël ont mené avec succès ce processus exigeant.

Le NIDCAP est un programme complexe, exigeant, validé scientifiquement et basé sur un partenariat poussé avec les familles. En plein accord avec les données récentes des neurosciences et de la psychologie développementale, ce programme se diffuse en Europe grâce au réseau des centres de formation.

Des efforts de recherche clinique dans le domaine des soins de développement sont nécessaires pour mieux comprendre l'impact et les limites de ce programme et les liens potentiels avec d'autres types d'intervention précoce, en particulier après la sortie de l'enfant prématuré.

Tableau 3 : Comportements d'approche ou de retrait selon la Théorie Synactive du Développement (d'après Als, 1982).

Système	Approche	Retrait
Végétatif	Bonne coloration Respiration régulière Pause respiratoire Rythme cardiaque régulier Digestion régulière	Pâleur, marbrure Respiration rapide Bradycardie, ou tachycardie Nausée, hoquet Régurgitation,
Moteur	Tonus adapté Mouvements doux Posture en flexion	Hypotonie ou hypertonie Agitation Extension
Sommeil	Stades bien différentiés Transition Harmonieuse	Stades mal différentiés Transition « chaotique »
Attention-interaction	Calme Regard attentif Visage « ouvert »	Agitation Regard « flottant » Détournement du regard Bâillement, visage fixe

Il existe d'autres programmes d'intervention précoce

Le NIDCAP n'est pas le seul programme d'intervention précoce destiné à l'enfant prématuré et à sa famille. D'autres programmes ont été publiés. Ils sont très variables dans leur trame théorique, leurs objectifs (développement moteur de l'enfant ou amélioration des relations enfant/parents) et leurs modalités d'application (calendrier, type et fréquence des interventions). La plasticité cérébrale, c'est-à-dire la capacité du cerveau humain à se développer ou se modifier en fonction des expériences vécues, justifie la recherche d'interventions qui permettraient, à un âge donné, de soutenir le développement cérébral et ainsi d'améliorer le pronostic des enfants à risque. Il parait logique de profiter de la période de la petite enfance (les 1000 premiers jours !) et donc de développer des programmes s'appliquant durant la phase initiale d'hospitalisation ou dès les premières années de vie.

La validation scientifique, c'est-à-dire la démonstration rigoureuse d'un impact positif à court ou moyen terme, est indispensable. En effet, ces programmes nécessitent des ressources humaines et financières, en particulier pour la formation initiale des professionnels et pour le temps utilisé lors des interventions. Impliquer les parents dans ces programmes nécessite leur consentement après une information loyale et objective. Cette information ne peut s'appuyer que sur des données vérifiées. Une évaluation rigoureuse de l'efficacité de ces programmes est donc un préalable indispensable, démarche essentielle de la médecine factuelle.

Cette validation scientifique n'est pas homogène, certains programmes ayant bénéficié d'une évaluation rigoureuse et prolongée, d'autres non[160].

L'approche sensori-motrice.

Ce programme est souvent appelé « Bullinger » du nom de son créateur, professeur à la Faculté de Psychologie et des Sciences de l'Education de l'Université de Genève. Les bases théoriques intègrent la notion de flux sensoriels et de régulation tonique[161]. La variation de l'intensité d'une stimulation sensorielle entraîne une réaction motrice accompagnée d'une augmentation du tonus. Cette réponse tonique sert à favoriser une réponse d'orientation vers la source du flux. L'individu peut réguler cette réponse tonique par une modification de son état de vigilance ou un contrôle des flux sensoriels.

L'intervention consiste à favoriser le schéma d'enroulement permettant le passage d'une position asymétrique à une autre, devant ainsi reconstruire l'axe corporel, considéré comme un point d'appui physique et « représentatif » pour le développement ultérieur. L'intervenant s'appuie sur le bilan sensori-moteur qui aide à comprendre les processus du développement, les modes d'organisation de l'enfant et ses potentialités.

Ce programme se veut utile de la naissance jusqu'à l'âge de 2 ans. Il est assez populaire en France et en Suisse où il est enseigné mais ne semble pas être développé dans d'autres pays européens. L'approche « sensori-motrice » n'a pas fait l'objet d'essais randomisés qui permettraient d'en connaître l'impact sur les enfants prématurés. Il est d'ailleurs méconnu dans le monde non-francophone faute de publication dans la littérature internationale.

Le Family-Integrative Care ou FICare

L'objectif de ce programme canadien est de favoriser la réalisation de tous les soins (sauf les soins médicaux complexes) par les parents. Pour cela, quatre éléments sont instaurés : les soignants reçoivent une formation spécifique ; les parents passent au moins 6 heures dans le service et bénéficient d'un programme de formation quotidienne ; ils sont explicitement intégrés dans la visite médicale et participent aux décisions concernant leur enfant ; ils sont soutenus par un groupe d'« anciens parents »[162]. Ce programme est prometteur car il semble améliorer le gain pondéral durant l'hospitalisation et le taux d'allaitement à la sortie. Une étude chinoise semble montrer un bénéfice en terme de développement à 18 mois mais cette étude n'est pas randomisée. Ce programme est très centré sur les parents, mais en comparaison avec le NIDCAP, moins centré sur l'enfant car ne se basant pas sur l'observation de son comportement individuel.

Le Mother-Infant Intervention Program ou MITP

L'objectif de ce programme conçu par Virginia Rauh de l'Université Columbia de New-York est de renforcer l'interaction mère-enfant et le développement de l'enfant en enseignant aux mères à mieux reconnaître et mieux répondre aux compétences de leur enfant. Ce programme est basé sur l'approche de Brazelton. L'intervention consiste en un total de onze séances, sept réalisées durant la dernière semaine d'hospitalisation et les 4 restantes à la maison sur un rythme mensuel. Les séances à domicile, menées par des puéricultrices spécialement formées, permettent des échanges concernant le plaisir ressenti par les parents et l'enfant lors des jeux et la compréhension des comportements exprimés par ce dernier.

Des équipes norvégiennes ont publié récemment les résultats de nouveaux essais cliniques concernant ce programme déjà ancien qui confirment l'impact positif du MITP sur l'interaction mère-enfant à l'âge de 1 an et sur le développement comportemental à l'âge de 5 ans[163].

L'IBAIP (Infant Behavioral Assessment Intervention Program)

Ce programme a été conçu par Rodd Hedlund, chercheur au Washington Research Institute (USA), également formateur du programme NIDCAP ce qui explique que son programme soit basé sur la Théorie Synactive de Heidelise Als. Si le NIDCAP est destiné aux enfants prématurés en cours d'hospitalisation, l'IBAIP s'intéresse au développement de l'enfant prématuré dans sa première année après la sortie de l'hôpital.

La réalisation pratique de l'IBAIP est originale car contrairement aux prises en charge habituelles, les séances d'évaluation et de guidance sont réalisées dans l'environnement naturel de l'enfant, c'est-à-dire à domicile. Les parents sont considérés, comme dans le NIDCAP, comme les co-régulateur essentiels de leur enfant. L'adaptation des stimulations aux capacités individuelles de l'enfant concerne l'ensemble des activités rencontrées par l'enfant durant la journée, et non pas des exercices spécifiques réalisés par des professionnels. Ce programme nécessite également une formation poussée des intervenants, très proche de celle du NIDCAP.

L'IBAIP, évalué par une équipe de l'Université d'Amsterdam aux Pays-Bas, semble améliorer l'interaction mère-enfant, le développement moteur et sensoriel en particulier si l'enfant présente une double vulnérabilité, médicale (par exemple une dysplasie broncho-pulmonaire) et sociale[164]. Ce programme diminue également le nombre de prises en charge médicale et paramédicale nécessaires à l'âge de 2 ans.

Suite à cette évaluation scientifique, ce programme est en cours d'implantation dans l'ensemble des Pays-Bas financé par les assurances de santé. Une nouvelle étude est en cours, coordonnée par le CHU de Brest, associant 7 autres CHUs et financée par le Ministère de la Santé, pour évaluer l'impact de ce programme dans le contexte de santé français.

Que penser de ces différents programmes ?

Tous les parents sont désireux que le développement de leur enfant soit le meilleur possible. Il est important de leur fournir des explications honnêtes sur l'intérêt de telle ou telle prise en charge. Une synthèse de 16 études publiées a évalué l'impact des programmes d'intervention dont le MITP et l'IHDP. L'analyse globale montrait que les programmes pouvaient avoir un impact positif sur le développement des apprentissages jusqu'à l'âge préscolaire, impact jugé significatif car permettant un gain d'une déviation standard aux tests d'évaluation. Par contre l'impact sur le développement moteur parait limité. Les travaux hollandais sur l'IBAIP, publiés après cette méta-analyse, et montrant un impact sur la motricité à l'âge de 2 ans prennent toute leur valeur.

Il reste cependant à explorer le rapport coût (formation des professionnel, temps humain nécessaire) /bénéfice (intérêt pour l'enfant, sa famille et la société) de chacun de ces programmes et de leur association. Evaluer si ce type de programme est réalisable pour toute une population d'enfants et non seulement pour un petit groupe est également indispensable.

Le rapport d'expertise de l'INSERM concernant le « Handicap d'origine périnatale » réalisé à la demande de l'Office Parlementaire d'Evaluation des Politiques de Santé recommande de promouvoir en France les programmes d'intervention précoce pour les enfants à haut risque[165]. Ce rapport rappelle que les programmes les plus efficaces sont précoces, multidisciplinaires et basés sur une approche globale, à domicile, centrée sur les parents. Le rapport plus récent du Ministère des Solidarités et de la Santé « les 1000 premiers jours » recommande de mettre en place pour les enfants nés avant terme « *un programme de soins de développement individualisés et de soins centrés sur la famille... avec une attention particulière aux interactions précoces. Un tel programme doit intégrer les régulations relationnelles, l'accordage affectif, l'expérience sensorielle, motrice, les rythmes veille-sommeil* ». (https://solidarites-sante.gouv.fr/IMG/pdf/rapport-1000-premiers-jours.pdf)

Il est important de remarquer que les programmes dont l'impact est le mieux documenté ont été conçus sur des modèles théoriques directement inspirés des travaux de Brazelton. NIDCAP, MITP et IBAIP ont en effet plusieurs points communs : basés sur l'observation du comportement de l'enfant, intégrant les parents comme acteurs essentiels de la stimulation de l'enfant, soutenant les forces spécifiques de l'enfant (et non ses handicaps) comme point d'appui du développement. Cette complémentarité autorise d'imaginer d'associer le NIDCAP (durant l'hospitalisation) et le MITP ou l'IBAIP (après la sortie).

Actuellement le suivi des nouveau-nés à risque fait l'objet d'efforts importants de la part des « Réseaux d'aval », de façon à améliorer l'accès aux soins, en particulier pour les enfants issus de familles vulnérables[166]. La prise en charge par les Centres d'Action

Médico-Sociale Précoce (CAMSP) est recommandée mais une grande variabilité dans les pratiques de ces centres est connue. A notre connaissance, aucun centre français n'a implanté un des programmes validés par la recherche clinique (MITP , IBAIP).

La bien-traitance institutionnelle

Les soins de développement individualisés et centrés sur la famille s'inscrivent dans une démarche visant à rendre la société bienveillante et tolérante. « *La façon dont une société traite les plus vulnérables est reconnue comme une marque de civilisation* »[167]. Cela participe à un projet de « bien-traitance institutionnelle ».

Parler de bien-traitance sous-entend qu'il puisse exister dans nos établissements hospitaliers des actes de maltraitance, ce qui doit paraître scandaleux aux yeux du public. Nous ne parlons pas de la maltraitance individuelle, liée aux agissements déplacés et violents d'un professionnel isolé, qui ne remet pas en cause obligatoirement le fonctionnement de l'institution. La maltraitance institutionnelle est plus difficile à définir. Il s'agit d'un dysfonctionnement de l'établissement qui met ses personnels en situation d'être ou de devenir maltraitants. Il peut s'agir d'une insuffisance des règles d'hygiène, d'une prévention insuffisante de la douleur, d'une organisation centrée exclusivement sur les professionnels et ne tenant pas compte des besoins essentiels des usagers. Chaque personne hospitalisée au moins une fois dans sa vie peut témoigner du réveil très matinal (assez peu justifié) lié à la distribution du thermomètre. Les personnes âgées, installées sans confort sur des brancards dans le couloir dans l'attente d'un examen de radiologie en sont un autre exemple. La maltraitance institutionnelle touche essentiellement les personnes vulnérables : personnes âgées, patients de psychiatrie ou de réanimation, jeunes enfants. Toute personne ne pouvant manifester son désaccord et obligée de « subir » les soins imposés. Cette maltraitance ordinaire, longtemps ignorée ou vécue comme inéluctable, est désormais identifiée et fait l'objet de recherche et de prévention[168] .

Il semble plus efficace de motiver les équipes de soins par des programmes de promotion de la bien-traitance que de les culpabiliser en pointant les actes de maltraitance. La posture de bien-traitance est définie par l'Agence nationale de l'Evaluation et de la qualité des établissements et Services sociaux et Médico-sociaux (ANESM www.anesm.sante.gouv.fr/) comme « *une manière d'être, d'agir et de dire, soucieuse de l'autre, réactive à ses besoins et à ses demandes, respectueuse de ses choix et de ses refus* ». C'est selon le rapport récent de l'HAS « *une démarche volontariste, institutionnelle, collective et individuelle d'amélioration continue des pratiques professionnelles visant à promouvoir le respect de la liberté et des droits de l'usager et de ses proches, le respect de sa dignité et de sa singularité, le respect de la prise en compte de ses besoins et de ses attentes spécifiques* »[169]. Il s'agit donc d'un processus permanent, engageant l'établissement et ses professionnels, touchant à des domaines aussi divers que la philosophie de soin, le management, l'organisation fonctionnelle des unités et la réalisation pratique des actes de soins. Vaste programme !

La bien-traitance aux âges extrêmes de la vie

Les soins de développement, et en particulier le NIDCAP, dans sa dimension de processus d'amélioration de la qualité de soin centré sur les besoins du nouveau-né et de sa famille, sont un exemple de bien-traitance institutionnelle. Rappelons que l'implantation du NIDCAP n'est possible qu'au prix d'un engagement marqué, à la fois institutionnel, collectif et individuel.

A l'autre bout de la vie, les personnes âgées représentent une autre population vulnérable en cas d'hospitalisation. Le changement d'habitude de vie et d'environnement, l'absence des proches, le non respect des cycles physiologiques entrainent chez eux rapidement un syndrome confusionnel. Le patient est alors désorienté dans le temps et dans l'espace. Ce phénomène entraine une dégradation rapide des compétences intellectuelles du patient et peut compromettre son retour à domicile. La mortalité est également augmentée.

Un programme très voisin du NIDCAP, le HELP ou Hospital Elderly Life Program, a été conçu par une gériatre américaine de l'université de Yale[170]. Ce programme associe à des degrés divers selon chaque patient, une stimulation de l'intellect, le maintien de l'appareillage auditif, la lutte contre la déshydratation, la mobilisation active, le soutien au sommeil par des pratiques non-médicamenteuses. L'impact de ce programme est remarquable, permettant de réduire très sensiblement l'incidence du syndrome confusionnel[171].

Le NIDCAP et le HELP ont plusieurs points communs : la nécessité d'une réflexion préalable des soignants avec prise de conscience de la maltraitance potentielle, la formation des professionnels, l'importance du leadership médical, la validation scientifique de l'impact médical, les résistances à l'implantation liées à la nature non-médicamenteuse de l'intervention… L'HAS a signalé, dans le cadre du processus de certification 2006 du CHU de Brest, deux « actions remarquables » à maintenir et à développer en vue d'une diffusion plus large : le NIDCAP en pédiatrie et le HELP dans le service de gériatrie du Pr Gentric. Coupler les deux approches au sein d'un même établissement est certainement stimulant pour les équipes soignantes.

Les actions de bien-traitance sont en effet « *la marque d'un engagement qui peut nous amener à des remaniements profonds de nos attitudes éducatives, de l'organisation de nos structures d'accueil, voire des connaissances actuellement reconnues par les professionnels concernés* »[172].

Conclusion

En complément et en soutien de la prise en charge technique de la prématurité, une autre approche individualisée et centrée sur la famille est possible. Validée par de nombreux travaux de recherche, elle est attendue par les usagers et bien comprise par les professionnels. L'implantation d'une telle approche est complexe, en particulier dans notre pays. Elle nécessite des efforts d'information, de formation et la poursuite de la recherche clinique, seule capable d'en valider progressivement les bienfaits.

Dépassant largement le cadre de la prématurité, voire de la pédiatrie, les soins de développement et le NIDCAP ouvrent la voie à une réflexion plus générale sur la bien-traitance et le respect de l'individu, rendu vulnérable par la maladie.

Bibliographie

[1] Halliday HL. Surfactants: past, present and future. J Perinatol 2008; 28 Suppl 1:S47-56

[2] Ancel PY, Goffinet F; EPIPAGE-2 Writing Group, et al. Survival and morbidity of preterm children born at 22 through 34 weeks' gestation in France in 2011: results of the EPIPAGE-2 cohort study JAMA Pediatr. 2015;169(3):230-238

[3] Dageville C. Le début de la vie d'un grand prématuré expliqué à ses parents. Eres, Ramonville St-Agne 2004.

[4] Amiel-Tison C, Stewart A. L'enfant nouveau-né: un cerveau pour la vie. Editions INSERM Paris 1995.

[5] Amiel-Tison C, Gosselin J. Démarche clinique en neurologie du développement. Masson, Paris 2004.

[6] Larroque B, Ancel PY, Marret S et al. Neurodevelopmental disabilities and special care of 5-year-old children born before 33 weeks of gestation (the EPIPAGE study): a longitudinal cohort study. Lancet 2008;371(9615):813-20.

[7] Garel M, Bahuaud M, Blondel B. Conséquences pour la famille d'une naissance très prématurée deux mois après le retour à la maison. Résultats de l'enquête qualitative d'EPIPAGE. Arch Pediatr 2004 ; 11 : 1299–1307

[8] Lagercrantz H. Le cerveau de l'enfant. Odile Jacob Paris 2008.

[9] Gardner SL, Goldson E. The neonate and the environment: impact on development. In GB Merenstein & SL Gardner (Eds). Handbook of neonatal intensive care. Mosby 2002: 219-82

[10] Bowlby J. Attachment theory and its therapeutic implications. Adolesc Psychiatry 1978;6:5-33

[11] Dageville C, Casagrande F, De Smet S, Boutté P. Il faut protéger la rencontre de la mère et de son nouveau-né autour de la naissance. Arch Pediatr 2011 ; 18 : 994-1000.

[12] Granier-Deferre C, Schaal B. Aux sources fœtales des réponses sensorielles et émotionnelles du nouveau-né. Spirale 2005/1; 33: 21-40

[13] Kisilevsky B, Lecanuet IP. Les connaissances sur l'enfant prématuré bénéficient-elles des recherches sur le fœtus ? Enfance 1999 ; 52 : 13-25.

[14] Schaal B, Coureaud G, Doucet S, Delaunay-El Allam M, Moncomble AS, Montigny D et al. Mammary olfactory signalisation in females and odor processing in neonates: ways evolved by rabbits and humans. Behav Brain Res 2009; 200(2): 346-58.

[15] Henry S, Richard-Yris MA, Tordjman S, Hausberger M. Neonatal handling affects durably bonding and social development. PLoS One 2009;4(4):e5216.
[16] Als H. Toward a synactive theory of development : promise for the assessment and support of infant individuality. Infant Mental Health J 1982; 3: 229-243.
[17] Mader S, Bouvard C. Expérience des parents de nouveau-nés prématurés pendant et après l'hospitalisation. In Soins de développement en période néonatale, Springer Paris 2014.
[18] Pladys P, Zaoui C, Girard L, et al. French neonatal society position paper stresses the importance of an early family-centred approach to discharging preterm infants from hospital. Acta Paediatr. 2020;109(7):1302-1309
[19] Dupont-Chauvet P, Montjaux N, Guillois B, Casper C. L'hospitalisation à domicile: une nouvelle façon de soigner les nouveau-nés. In Soins de développement en période néonatale : de la recherche à la pratique. Springer Paris 2014.
[20] Bekhechi V, Dubois de Bodinat L, Guédeney N. Impact de l'hospitalisation périnatale sur le lien parent-enfant : apports de la théorie de l'attachement. In Soins de développement en période néonatale, Springer Paris 2014.
[21] Leclère C, Viaux S, Avril M, et al. Why synchrony matters during mother-child interactions: a systematic review. PLoS One. 2014;9(12):e113571.
[22] Anand KJ, Hickey PR. Pain and its effects in the human neonate and fetus. N Engl J Med 1987; 19: 1321-9.
[23] Carbajal R, Rousset A, Danan C, Coquery S, Nolent P, Ducrocq S et al. Epidemiology and treatment of painful procedures in neonates in intensive care units. JAMA 2008; 300(1): 60-70
[24] Walker SM. Long-term effects of neonatal pain. Semin Fetal Neonatal Med. 2019;24(4):101005
[25] Grunau RE, Holsti L, Peters JW. Long-term consequences of pain in human neonates. Semin Fetal Neonatal Med. 2006; 11(4): 268-75.
[26] Kuhn P, Strub C, Astruc D. Problèmes liés à l'évaluation de la douleur chez le nouveau-né en situation de soins palliatifs. Arch Pédiatr 2010; 17: S59-S66.
[27] Stevens B, Johnston C, Taddio A, Gibbins S, Yamada J. The premature infant pain profile: evaluation 13 years after development. Clin J Pain. 2010; 26(9): 813-30.
[28] Debillon T, Sgaggero B, Zupan V et al. Séméiologie de la douleur chez le prématuré. Arch Pediatr 1994; 1: 1085-1092.

[29] Carbajal R, Paupe A, Hoeann E et al. Une échelle comportementale de la douleur aiguë du nouveau-né. Arch Pediatr 1997 ; 4: 623-8.

[30] Lundqvist P, Kleberg A, Edberg AK et al. Development and psychometric properties of the Swedish ALPS-Neo pain and stress assessment scale for newborn infants. Acta Paediatr 2014;103(8):833-839

[31] Roué JM, Rioualen S, Gendras J et al. Multi-modal pain assessment: are near-infrared spectroscopy, skin conductance, salivary cortisol, physiologic parameters, and Neonatal Facial Coding System interrelated during venepuncture in healthy, term neonates?. J Pain Res 2018;11:2257-2267

[32] Carbajal R. Douleur du nouveau-né : traitement pharmacologique. Arch Pediatr 2006;13(2):211-24.

[33] Biran V, Gourrier E, Cimerman P et al. Analgesic effects of EMLA cream and oral sucrose during venipuncture in preterm infants. Pediatrics 2011;128(1):e63-70

[34] Carbajal R, Gréteau S, Arnaud C, Guedj R. Douleur en néonatologie. Traitements non médicamenteux. Arch Pediatr. 2015;22(2):217-221.

[35] Franck LS, Lawhon g. Environnemental and behavioral strategies to prevent and manage neonatal pain. In KJS Anand, BJ Stevens, PJ McGrath (Eds). Pain in neonates. Elsevier 2000; pp 203-216.

[36] Stevens B & Koren G. Evidence-based pain management for infants. Curr Opin Pediatr 1998; 10(2): 203-7.

[37] Anand KJS, Eriksson M, Boyle EM, et al. Assessment of continuous pain in newborns admitted to NICUs in 18 European countries. Acta Paediatr 2017;106(8):1248-1259.

[38] Fresco O . Entendre la douleur du nouveau-né. Aux confins de l'oubli. Belin, Paris 2004.

[39] Anand KJS, Hall RW. Love, pain and intensive care. Pediatrics 2008; 121: 825-7

[40] Murinson BB, Agarwal AK, Haythornthwaite JA. Cognitive expertise, emotional development, and reflective capacity: clinical skills for improved pain care. J Pain 2008; 9(11): 975-83.

[41] Casper C, Caeymaex L, Dicky O, et al. Perception des parents de leur participation aux soins de leur enfant dans les unités de néonatologie en France. Arch Pediatr 2016;23(9):974-982.

[42] Govindaswamy P, Laing S, Waters D et al. Stressors of parents of infants undergoing neonatal surgery for major non-cardiac congenital anomalies in a surgical neonatal intensive care unit. J Paediatr Child Health 2020;56(4):512-520.

[43] Franck LS, Oulton K, Nderitu S et al. Parent involvement in pain management for NICU infants: a randomized controlled trial. Pediatrics 2011;128(3):510-518.

[44] Challamel MJ. Neurophysiologie du sommeil de l'enfant : de la période fœtale aux premières années de la vie. In Dodo, l'enfant do. Le sommeil du tout-petit. J. Israel (Ed). Eres Ramonville Saint-Agne 2005 : 19-28.

[45] Brazelton TB, Nugent JK. The Neonatal Behavioral Assessment Scale, second edition. London, Mac Keith Press 1995

[46] Curzi-Dascalova L, Challamel MJ. Neurophysiological basis of sleep development. In GM Loughlin, JL Carroll, CL Marcus Eds. Sleep and breathing in children. A developmental approach. Marcel Dekker, New York 2000, 3-29.

[47] Mullens E. A quoi sert le sommeil ? La Santé de l'Homme. 2007 ; 388 : 21-23.

[48] Majekodunmi A, Landrigan CP The effect of physician sleep deprivation on patient safety in perinatal-neonatal medicine. Am J Perinatol. 2012; 29(1): 43-8

[49] Kudchadkar SR, Aljohani OA, Punjabi NM. Sleep of critically ill children in the pediatric intensive care unit: a systematic review. Sleep Med Rev 2014;18(2):103-110.

[50] Franco P, Seret N, Van Hees JN, Scaillet S, Vermeulen F, Groswasser J et al. Decreased arousals among healthy infants after short-term sleep deprivation. Pediatrics 2004; 114(2): e192-7.

[51] Mirmiran M, Scholtens J, van de Poll NE et al. Effects of experimental suppression of active (REM) sleep during early development upon adult brain and behavior in the rat. Brain Res 1983; 283(2-3): 277-86.

[52] Thomas AJ, Erokwu BO, Yamamoto BK et al. Alterations in respiratory behavior, brain neurochemistry and receptor density induced by pharmacologic suppression of sleep in the neonatal period. Brain Res Dev Brain Res 2000;120(2):181-9.

[53] Graven S. Sleep and brain development. Clin Perinatol 2006; 33: 693-706.

[54] Pinelli J, Symington A. Non-nutritive sucking for promoting physiologic stability and nutrition in preterm infants. Cochrane Database Syst Rev 2005 19;(4): CD001071.

[55] van Sleuwen BE, Engelberts AC, Boere-Boonekamp MM, Kuis W, Schulpen TW, L'Hoir MP. Swaddling: a systematic review. Pediatrics 2007;120(4):e1097-106.

[56] Bertelle V, Mabin D, Adrien I, Sizun I. Sleep of preterm neonates

under developmental care or regular environmental conditions. Early Hum Dev 2005; 81(7):595-600.
[57] Ludington-Hoe SM, Morgan K, Abouelfettoh A. A clinical guideline for implementation of Kangaroo Care with premature infants of 30 or more weeks' postmenstrual age. Adv Neonat Care 2008; 8: 53-523
[58] Fry TJ, Marfurt S, Wengier S. Systematic Review of Quality Improvement Initiatives Related to Cue-Based Feeding in Preterm Infants. Nurs Womens Health 2018;22(5):401-410.
[59] Mouradian LE, Als H, Coster WJ. Neurobehavioral functioning of healthy preterm infants of varying gestational ages. J Dev Behav Pediatr 2000; 21(6):408-16.
[60] Schwichtenberg AJ, Anders T, Vollbrecht M, Poehlmann J. Daytime sleep and parenting interactions in infants born preterm. J Dev Behav Pediatr 2011; 32(1): 8–17.
[61] Sadeh A, Tikotzky L, Scher A. Parenting and infant sleep. Sleep Medicine Reviews 2010; 14: 89–96.
[62] Newnham C, Milgrom J, Skouteris H. Effectiveness of a Modified Mother–Infant Transaction Program on Outcomes for Preterm Infants from 3 to 24 months of age. Infant Behav Dev 2009 : 32 : 17–26.
[63] Haddad S, Dennis CL, Shah PS, Stremler R. Sleep in parents of preterm infants: A systematic review. Midwifery 2019;73:35-48.
[64] Stremler R, Dhukai Z, Wong L, Parshuram C. Factors influencing sleep for parents of critically ill hospitalised children: a qualitative analysis. Intensive Crit Care Nurs 2011;27(1):37–45
[65] Lee SY, Hsu HC. Stress and health-related well-being among mothers with a low birth weight infant: the role of sleep. Soc Sci Med 2012;74(7):958-965.
[66] Rozé JC, Darmaun D, Boquien CY et al. The apparent breastfeeding paradox in very preterm infants: relationship between breast feeding, early weight gain and neurodevelopment based on results from two cohorts, EPIPAGE and LIFT. BMJ Open 2012; 2(2): e000834.
[67] Vohr BR, Poindexter BB, Dusick AM et al. Persistent beneficial effects of breast milk ingested in the neonatal intensive care unit on outcomes of extremely low birth weight infants at 30 months of age. Pediatrics 2007;120(4): e953-9.
[68] Bonet M, Blondel B, Khoshnood B. Evaluating regional differences in breast-feeding in French maternity units: a multi-level approach. Public Health Nutr 2010; 13(12): 1946-54.

[69] Salanave B, de Launay C, Guerrisi C, Castetbon K. Taux d'allaitement maternel à la maternité et au premier mois de l'enfant. Résultats de l'étude Épifane, France, 2012. BEH 2012 ; 34 : 383-7.

[70] Vessière-Varigny M, Garlantézec R, Gremmo-Feger Get al. Allaitement maternel du nouveau-né prématuré: évaluation prospective dans une maternité universitaire. Arch Pediatr 2010; 17(10):1416-24.

[71] Cuttini M, Croci I, Toome L, et al. Breastfeeding outcomes in European NICUs: impact of parental visiting policies. Arch Dis Child Fetal Neonatal Ed 2019;104(2):F151-F158.

[72] Bruschweiler N, Stern D. La naissance d'une mère. Odile Jacob Paris 2009.

[73] Bruschweiler N. Mère à terme et mère prématurée. In Dugnat Michel Ed : Le monde relationnel du bébé, Toulouse, ERES 2001.

[74] Girard L. Communiquer autour de l'allaitement maternel en France : des enjeux de santé publique à l'accompagnement personnalisé d'une famille, positionnement des professionnels de santé. Les Dossiers de l'Obstétrique 2008 ; 377.

[75] Bayot I. Pour une vision globale de l'allaitement maternel. 2005. www.co-naitre.net/articles/approcheglobaleIB05.pdf

[76] Bonet M, Forcella E, Blondel B, et al. Approaches to supporting lactation and breastfeeding for very preterm infants in the NICU: a qualitative study in three European regions. BMJ Open. 2015;5(6):e006973.

[77] Renfrew MJ, Dyson L, McCormick F et al. Breastfeeding promotion for infants in neonatal units: a systematic review. Child Care Health Dev 2010; 36(2): 165-78.

[78] Haute Autorité de Santé. Favoriser l'allaitement maternel. Processus – Evaluation. Juin 2006.

[79] Levin A. Humane Neonatal Care Initiative. Acta Paediatr 1999; 88(4): 353-5.

[80] Kennell JH. The Humane Neonatal Care Initiative. Acta Paediatr 1999; 88(4): 367-70.

[81] Westrup B, Kleberg A, Stjernqvist K. The Humane Neonatal Care Initiative and family-centred developmentally supportive care. Acta Paediatr. 1999;88(10):1051-2.

[82] Sizun J, Ratynski N, Boussard C. Humane neonatal care initiative, NIDCAP and family-centred neonatal intensive care. Neonatal Individualized Developmental Care and Assessment Program. Acta Paediatr 1999; 88(10): 1172.

[83] Nyqvist KH, Häggkvist AP, Hansen MN et al. Expansion of the baby-friendly hospital initiative ten steps to successful breastfeeding into neonatal intensive care: expert group recommendations. J Hum Lact 2013; 29:300-9.
[84] Casper C « La place des parents en néonatologie », *in* Jacques Besson et Mireille Galtier . Que sont parents et bébés devenus ? ERES « Les Dossiers de Spirale », 2010 p. 61-67.
[85] Ortenstrand A, Westrup B, Broström EB et al. The Stockholm Neonatal Family Centered Care Study: effects on length of stay and infant morbidity. Pediatrics. 2010; 125(2): e278-85.
[86] Tscherning C, Sizun J, Kuhn P. Promoting attachment between parents and neonates despite the COVID-19 pandemic [published online ahead of print, 2020 Jun 26]. Acta Paediatr. 2020;10.1111
[87] Bouvard C. Le Covid révèle l'ignorance des besoins des tout-petits. Le Parisien 12 mars2020.
[88] Cuttini M, Rebagliato M, Bortoli P et al. Parental visiting, communication, and participation in ethical decisions: a comparison of neonatal unit policies in Europe. Arch Dis Child Fetal Neonatal Ed 1999;81:F84-91.
[89] Greisen G, Mirante N, Haumont D et al. Parents, siblings and grandparents in the Neonatal Intensive Care Unit. A survey of policies in eight European countries. Acta Paediatr 2009; 98: 1744-50.
[90] Pallás-Alonso CR, Losacco V, Maraschini A et al. Parental involvement and kangaroo care in European neonatal intensive care units: A policy survey in eight countries. Pediatr Crit Care Med 2012; 13: 568-577.
[91] Pierrat V, Coquelin A, Cuttini M, et al. Translating Neurodevelopmental Care Policies Into Practice: The Experience of Neonatal ICUs in France-The EPIPAGE-2 Cohort Study. Pediatr Crit Care Med. 2016;17(10):957-967.
[92] Cuttini M, Croci I, Toome L, et al. Breastfeeding outcomes in European NICUs: impact of parental visiting policies. Arch Dis Child Fetal Neonatal Ed. 2019;104(2):F151-F158.
[93] Marchand MC, Laurent C, Lofgren K. L'IHAB… pour la qualité des soins en maternité. Arch Pédiatr 2010; 17: 804-5.
[94] Missonier S, Blazy M, Boige N, Presme N, Tagawa O. Manuel de Psychologie Clinique de la périnatale. Paris Elsevier Masson 2012.
[95] Guéritault V. Parents et enfants, premières victimes. In C Meyer (Ed). Le livre noir de la psychanalyse. Les arènes, 2010 Paris. 461-85.
[96] Pleux D. Education et psychanalyse. In C Meyer (Ed). Le livre noir de la psychanalyse. Les arènes, 2010 Paris. 486-526.

[97] Kahn A. Les disparités entre hommes et femmes s'atténuent. Le Monde, 12 novembre 2008.

[98] Sizun J, Casper C, Ratynski N, Gremmo-Feger G. L'avenir de la périnatalité en France: le modèle suédois est-il possible? Arch Pediatr 2010; 17(10): 1391-3.

[99] OMS. Arrivés trop tôt: rapport des efforts mondiaux portant sur les naissances prématurées. OMS 2012.

[100] Moore KA, Coker K, DuBuisson AB, Swett B, Edwards WH. Implementing potentially better practices for improving family-centered care in neonatal intensive care units: successes and challenges. Pediatrics 2003; 111: e450-60.

[101] Lecorguillé M, Thébaud V, Sizun J. Visite médicale centrée sur la famille en pédiatrie hospitalière [Family-centered rounds in hospital settings*]*. Arch Pediatr. 2016;23(4):405-410.

[102] Browne JV. Developmental care for high-risk newborns: emerging science, clinical application, and continuity from newborn intensive care unit to community. Clin Perinatol 2011; 38(4): 719-29.

[103] Gottfried AW. Infant Stress Under Intensive Care: Environmental Neonatology. Univ Park Pr 1985.

[104] White RD, Smith JA, Shepley MM; Committee to Establish Recommended Standards for Newborn ICU Design. Recommended standards for newborn ICU design, eighth edition. J Perinatol 2013;33 Suppl 1:S2-S16.

[105] Kuhn P, Zores C, Pebayle T et al. Infants born very preterm react to variations of the acoustic environment in her incubator from a minimum signal-to-noise ratio threshold of 5 to 10 Dba. Pediatr Res 2012; 71: 386-92.

[106] Slevin M, Farrington N, Duffy G et al. Altering the NICU and measuring infants' responses. Acta Paediatr 2000; 89: 577-81.

[107] Filippa M, Kuhn P, Westrup B Editors. Early vocal contact and preterm infant brain development. Springer 2017.

[108] Coureaud G, Charra R, Datiche F et al. A pheromone to behave, a pheromone to learn: the rabbit mammar pheromone. J Comp Physiol A Neuroethol Sens Neural Behav Physiol 2010, 196: 2779-90.

[109] Kuhn P, Astruc D, Messer I, Marlier L. Exploring the olfactory environment of premature newborns: a French survey of health care and clearing products used in neonatal units. Acta Paediatr 2011; 100(3): 334-9.

[110] Foster JP, Psaila K, Patterson T. Non-nutritive sucking for increasing physiologic stability and nutrition in preterm infants. Cochrane Database Syst Rev 2016;(10):CD001071.

[111] van Sleuwen BE, Engelberts AC, Boere-Boonekamp MM et al. Swaddling: a systematic review. Pediatrics 2007; 120(4): e1097-106.

[112] Karp HN Pediatrics. Safe swaddling and healthy hips: don't toss the baby out with the bathwater. Pediatrics 2008,121:1075-6.

[113] Axelin A, Salanterä S, Lehtonen L. "Facilitated tucking by parents" in pain management of preterm infants - a randomized crossover trial. Early Hum Dev 2006,82:241-7.

[114] Ferrari F, Bertoncelli N, Gallo C et al. Posture and movement in healthy preterm infants in supine position in and outside the nest. Arch Dis Child Fetal Neonatal Ed 2007; 92: F386-90.

[115] Comaru T, Miura E. Postural support improves distress and pain during diaper change in preterm infants. J Perinatol 2009;29:504-7.

[116] Sizun I, Ansquer H, Browne I, Tordjman S, Morin IF. Developmental care decreases physiologic and behavioral pain expression in preterm neonates. J Pain 2002 ; 3:446-50.

[117] Catelin C, Tordjman S, Morin V, Oger E, Sizun I. Clinical, physiological and biological impact of environmental and behavioral interventions in neonates during a routine nursing procedure. J Pain 2005, 6: 791-7.

[118] Bertelle V, op. cit.

[119] Zaoui-Grattepanche C, Kuhn P, Pierrat V pour le GREEN de la SFN. Le portage des nouveau-nés en peau à peau. Perfectionnement en Pédiatrie 2018 ; 1 : 100-107.

[120] Mazurier E, Picaud JC. Soins en unité « Kangourou », soins en développement : attention à la sémantique ! Arch Pediatr 2005 ; 12 : 471-2.

[121] Ludington-Hoe SM. Evidence-based review of physiologic effects of kangaroo care. Current Women's Health Reviews 2011; 7: 243-253 243.

[122] Montealegre-Pomar A, Bohorquez A, Charpak N. Systematic review and meta-analysis suggest that Kangaroo position protects against apnoea of prematurity. Acta Paediatr 2020;109(7):1310-1316.

[123] Neu M, Browne JV, Vojir C. The impact of two transfer techniques used during skin-to-skin care on the physiologic and behavioral responses of preterm infants. Nurs Res 2000; 49: 215-23.

[124] Pallás-Alonso CR, Losacco V, Maraschini A et al. Parental involvement and kangaroo care in European neonatal intensive care units: a policy survey in eight countries. Pediatr Crit Care Med. 2012;13:568-77

[125] Ludington-Hoe SM, op. cit.

[126] Charpak N. Bébés kangourous; Materner autrement. Odile Jacob, Paris, 2005.
[127] Ruiz-Pellàez JG, Charpak N, Cuervo LG. Kangaroo Mother Care, an example to follow from developing countries. BMJ 2004, 329:1 179-81.
[128] Nyqvist KH and the Expert Group of the International Network on Kangaroo Mother Care. State of the art and recommendations. Kangaroo mother care: application in a high-tech environment. Acta Paediatr 2010; 99: 812-9.
[129] Kuhn P, Sizun J, Casper C; GREEN study group from the French Neonatal Society. Recommendations on the environment for hospitalised newborn infants from the French neonatal society: rationale, methods and first recommendation on neonatal intensive care unit design. Acta Paediatr 2018;107(11):1860-1866.
[130] Ortenstrand A, Westrup B, Broström EB et al. The Stockholm Neonatal Family Centered Care Study: effects on length of stay and infant morbidity. Pediatrics 2010 ; 125: e278-85
[131] Ratynski N, Jouquan J, Sizun J. NICAP et soins de développement : quelle stratégie d'implantation ? Arch Pediatr 2009 ; 16 : 830-2.
[132] Brazelton TB, Nugent JK. L'échelle de Brazelton. Editions Médecine et Hygiène, Genève, 2001.
[133] Lester BM, Sparrow JD. Nurturing children and families. Building on the legacy of TB Brazelton. Wiley-Blackwell Chichester, 2010.
[134] Hommage à Brazelton. Devenir 2018 : 10,3.
[135] Candilis-Huisman D. Rencontre avec TB Brazelton. Ce que nous apprennent les bébés. Eres Toulouse 2011.
[136] Blanchard Y. Le newborn Behavioral Observation System (NBO). Devenir 2018; 3: 267-280.
[137] Als H, Brazelton TB. A new model of assessing the behavioral organization in preterm and fullterm infants: two case studies. J Am Acad Child Psychiatry 1981;20:239-63.
[138] Renck JL, Servais D. L'éthologie. Histoire naturelle du comportement. Paris, Editions du Seuil. 2002
[139] Als H. Toward a synactive theory of development : promise for the assessment and support of infant individuality. Inf Mental Health J 1982; 3: 229-243.
[140] JV Browne, communication personnelle
[141] Als H. Developmental care in the newborn intensive care unit. Curr Opin Pediatr 1998; 10(2): 138-42.

[142] Westrup B. Newborn Individualized Developmental Care and Assessment Program (NIDCAP) family-centered developmentally supportive care. Early Hum Dev 2007; 83: 443-9.
[143] Als H, Duffy FH, McAnulty GB, Rivkin MJ, Vajapeyam S, Mulkern RV et al. Early experience alters brain function and structure. Pediatrics 2004; 113: 846-57.
[144] Maguire CM, Walther FJ, van Zwieten PH et al. Follow-up outcomes at 1 and 2 years of infants born less than 32 weeks after Newborn Individualized Developmental Care and Assessment Program. Pediatrics 2009; 123:1081-7.
[145] Ohlsson A, Jacobs SE. NIDCAP: a systematic review and meta-analyses of randomized controlled trials. Pediatrics 2013; 131: e881-93.
[146] Westrup B, Stjernqvist K, Kleberg A, Hellstrom-Westas L, Lagercrantz H. Neonatal individualised care in practice, a Swedish experience. Semin Neonatol 2002;7:447–57
[147] Petryshen P, Stevens B, Hawkins J, Stewart M. Comparing nursing costs for preterm infants receiving conventional vs. developmental care. Nurs Econ 1997; 15:138–45 150.
[148] Sizun J, Pierrat V, Goubet N, Peifer K. Recherche clinique, soins de développement et NIDCAP: aspects méthodologiques spécifiques. Arch Pediatr 2007 ; 14 suppl 1 ; s54-s57.
[149] Mitha A, Pierrat V. Breast milk feeding of preterm infants in France. What have we learned from the EPIPAGE studies?. *Arch Pediatr*. 2020;27(2):63-65.
[150] Pierrat V, Marchand-Martin L, Durrmeyer X, et al. Perceived maternal information on premature infant's pain during hospitalization: the French EPIPAGE-2 national cohort study. *Pediatr Res*. 2020;87(1):153-162.
[151] Carteaux P, Cohen H, Check J et al. Evaluation and development of potentially better practices for the prevention of brain hemorrhage and ischemic brain injury in very low birth weight infants. Pediatrics 2003; 111: e489-96.
[152] Guillaume S, Michelin N, Amrani E et al. Parents' expectations of staff in the early bonding process with their premature babies in the intensive care setting: a qualitative multicenter study with 60 parents. BMC Pediatr 2013
1;13:18
[153] Wielenga JM, Smit BJ, Unk LK. How satisfied are parents supported by nurses with the NIDCAP model of care for their preterm infant? J Nurs Care Qual 2006;21:41-8

[154] van der Pal SM, Maguire CM, le Cessie S et al. Parental experiences during the first period at the neonatal unit after two developmental care interventions. Acta Paediatr 2007; 96:1611-6.
[155] Mambrini C, Dobrzynski M, Ratynski N, Sizun J, de Parscau L. Implantation des soins de développement et comportement de l'équipe soignant. Arch Pediatr 2002 ; 9, supplément 2 : 104s-6s.
[156] Mosqueda R, Castilla Y, Perapoch J et al. Staff perceptions on Newborn Individualized Developmental Care and Assessment Program (NIDCAP) during its implementation in two Spanish neonatal units. Early Hum Dev 2013 89(1):27-33
[157] van der Pal SM, Maguire CM, Cessie SL, Veen S, Wit JM, Walther FJ et al. Staff opinions regarding the Newborn Individualized Developmental Care and Assessment Program (NIDCAP). Early Hum Dev 2007; 83:425-32.
[158] Solhaug M, Bjørk IT, Sandtrø HP.Staff perception one year after implementation of the newborn individualized developmental care and assessment program (NIDCAP). Pediatr Nurs 2010;25:89-97.
[159] Warren I, Mat-Ali E, Green M, Nyathi D. Evaluation of the Family and Infant Neurodevelopmental Education (FINE) programme in the UK. J Neonat Nurs 2019; 25: 93-98.
[160] Spittle AJ, Orton J, Doyle LW, Boyd R. Early developmental intervention programs post hospital discharge to prevent motor and cognitive impairments in preterm infants. Cochrane Database Syst Rev 2007 18; CD005495.
[161] Bullinger A. Le développement sensori-moteur de l'enfant et ses avatars. Erès Ramonville. 2004.
[162] Franck LS, Waddington C, O'Brien K. Family Integrated Care for Preterm Infants. Crit Care Nurs Clin North Am. 2020;32(2):149-165.
[163] Ravn IH, Smith L, Lindemann R et al. Effect of early intervention on social interaction between mothers and preterm infants at 12 months of age: a randomized controlled trial. Infant Behav Dev 2011;34:215-25.
[164] Koldewijn K, van Wassenaer A, Wolf MJ et al. A neurobehavioral intervention and assessment program in very low birth weight infants: outcome at 24 months. J Pediatr 2010; 156(3): 359-65.
[165] INSERM. Déficiences et handicaps d'origine périnatale. Dépistage et prise en charge. Collection Inserm 2004.
[166] Sizun J, Duigou AL, Roué JM. Les réseaux de suivi pour les nouveau-nés prématurés : pour quoi faire ?Arch Pediatr 2013;20: 917-20

[167] Siméoni U. Une société bienveillante. In P. Bétrémieux (Ed). Soins palliatifs chez le nouveau-né. Springer 2011 : IX-X.
[168] Cohen-Salmon D. Principes de bientraitance et prévention des violences inutiles dans les situations de soins. In : M. Gabel, F Jésu, M Manciaux (Ed). Maltraitances institutionnelles. Fleurus Psycho-pédagogie, Paris 1998.
[169] HAS. Le déploiement de la bientraitance. Guide à destination des professionnels en établissements de santé et EHPAD . Paris 2012.
[170] Inouye SK, Schlesinger MJ, Lydon TJ. Delirium: a symptom of how hospital care is failing older persons and a window to improve quality of hospital care. Am J Med 1999; 106: 565-73.
[171] Gentric A, Le Deun P, Estivin S. Prévention du syndrome confusionnel dans un service de médecine interne gériatrique. Rev Med Interne 2007; 28: 589-93.
[172] Rapoport D, op. cit.

Table des matières

Structures éditoriales du groupe L'Harmattan

L'Harmattan Italie
Via degli Artisti, 15
10124 Torino
harmattan.italia@gmail.com

L'Harmattan Hongrie
Kossuth l. u. 14-16.
1053 Budapest
harmattan@harmattan.hu

L'Harmattan Sénégal
10 VDN en face Mermoz
BP 45034 Dakar-Fann
senharmattan@gmail.com

L'Harmattan Cameroun
TSINGA/FECAFOOT
BP 11486 Yaoundé
inkoukam@gmail.com

L'Harmattan Burkina Faso
Achille Somé – tengnule@hotmail.fr

L'Harmattan Guinée
Almamya, rue KA 028 OKB Agency
BP 3470 Conakry
harmattanguinee@yahoo.fr

L'Harmattan RDC
185, avenue Nyangwe
Commune de Lingwala – Kinshasa
matangilamusadila@yahoo.fr

L'Harmattan Congo
67, boulevard Denis-Sassou-N'Guesso
BP 2874 Brazzaville
harmattan.congo@yahoo.fr

L'Harmattan Mali
ACI 2000 - Immeuble Mgr Jean Marie Cisse
Bureau 10
BP 145 Bamako-Mali
mali@harmattan.fr

L'Harmattan Togo
Djidjole – Lomé
Maison Amela
face EPP BATOME
ddamela@aol.com

L'Harmattan Côte d'Ivoire
Résidence Karl – Cité des Arts
Abidjan-Cocody
03 BP 1588 Abidjan
espace_harmattan.ci@hotmail.fr

Nos librairies en France

Librairie internationale
16, rue des Écoles
75005 Paris
librairie.internationale@harmattan.fr
01 40 46 79 11
www.librairieharmattan.com

Librairie des savoirs
21, rue des Écoles
75005 Paris
librairie.sh@harmattan.fr
01 46 34 13 71
www.librairieharmattansh.com

Librairie Le Lucernaire
53, rue Notre-Dame-des-Champs
75006 Paris
librairie@lucernaire.fr
01 42 22 67 13

www.ingramcontent.com/pod-product-compliance
Lightning Source LLC
LaVergne TN
LVHW021228061026
849535LV00008B/2974
* 9 7 8 2 3 4 3 2 2 2 0 6 6 *